ARRÊTER DE FUMER GRÂCE AUX PLANTES

Dr Franck Gigon • Patricia Bareau

ARRÊTER DE FUMER GRÂCE AUX PLANTES

Éditions RUSTICA

AVERTISSEMENT

Les plantes médicinales, de façon générale, ne peuvent se substituer à un traitement donné par votre médecin. Leur utilisation à visée préventive ou à des fins médicinales – comme pour un médicament – exige toujours de la prudence. Veillez à bien en vérifier les notices d'utilisation et les précautions d'emploi et, en cas de doute, n'hésitez pas à consulter un médecin ou un pharmacien spécialiste des plantes. Il convient surtout de faire très attention à l'emploi des huiles essentielles. Respectez strictement les doses préconisées ainsi que les contre-indications. Ne les utilisez pas en l'absence d'avis spécialisé chez les enfants, les femmes enceintes ou qui allaitent. Ne les laissez jamais à la portée des enfants. Si des symptômes persistent ou s'aggravent, adressez-vous à un professionnel de la santé. En cas de maladie chronique, prenez également l'avis de votre médecin.

ISBN : 2-84038-606-2
N° d'éditeur : 48524
Dépôt légal : septembre 2005
Premier tirage : septembre 2005

SOMMAIRE

PRÉFACE

En 1561, l'ambassadeur du Portugal offrit en cadeau à Catherine de Médicis un plant de tabac. Et c'est ainsi que *Nicotiana tabacum* fut introduit en France, en tant que plante médicinale. En moins de 200 ans, son utilisation pour le plaisir prit le pas sur ses applications médicales et sa consommation, sous forme fumée, chiquée, prisée ou mâchée, connut une extension fulgurante dans toute l'Europe et toucha toutes les couches de la société. Au fil du temps, le tabac est ainsi devenu une des drogues les plus répandues au monde par une intégration très facile aux comportements socioculturels et par une industrialisation massive.

Les hommes et les femmes qui fument s'exposent à des risques reconnus : ceux de contracter une bonne vingtaine d'affections pathologiques, dont la plupart sont incurables et mortelles (1 décès sur 9 est dû au tabac).

Arrêter de fumer est donc le meilleur service que le fumeur peut se rendre à lui-même, ainsi qu'à son entourage. Mais le sevrage n'est jamais une étape facile, et l'aide du médecin (à condition qu'il ne fume pas !) sera parfois indispensable pour accompagner le candidat dans ce défi, notamment en l'informant sur les nombreux types de soutien qui lui sont proposés. Parmi ceux-ci, la phytothérapie occupe une place de premier choix.

Depuis la nuit des temps, l'homme puise dans le monde végétal ses ressources alimentaires, mais aussi les remèdes pour traiter ses divers maux. De fait, l'usage thérapeutique des plantes est toujours d'actualité et représente encore 80 % des pratiques de soins sur les cinq continents du globe terrestre.

Du XIXe siècle à la première moitié du XXe siècle, l'avènement des médicaments dans les pays développés a permis des avancées majeures dans le domaine de la santé, mais elle a dans le même temps « mis sous l'éteignoir » l'emploi traditionnel des plantes médicinales et son intérêt. Pourtant, depuis une dizaine d'années, profitant des progrès scientifiques réalisés dans le domaine de l'analyse biochimique et toxicologique, une phytothérapie moderne est née qui vérifie les acquis empiriques issus de la tradition, met à jour les principes actifs des plantes, évalue les risques encourus et établit des voies de recherche.

C'est la difficulté rencontrée par l'industrie pharmaceutique pour produire des molécules de synthèse originales, de plus en plus complexes et coûteuses, aux risques d'effets secondaires grandissants, qui a fait renaître son intérêt, et plus encore celui du public, pour l'utilisation des plantes. Dans son infinie diversité et complexité, le monde végétal est toujours à la disposition de l'homme et parfois à portée de main. Pourquoi ne pas en tirer profit pour se sevrer du tabac ?

Pour la première fois, cet ouvrage réalise une synthèse des usages de plantes sélectionnées pour leur intérêt thérapeutique dans chaque symptôme rencontré à l'arrêt du tabac. Il permet de dresser un protocole complet de sevrage tabagique par les plantes, accompagné dans le temps, en rassemblant toutes les données connues sur le sujet.

Nous vous proposons d'explorer ensemble les possibilités offertes par cette phytothérapie moderne, d'emploi facile, peu coûteuse, pour réussir votre sevrage tabagique.

Docteur Bérengère Arnal-Schnebelen,
gynécologue obstétricienne, responsable du DUMENAT
(Diplôme universitaire de médecines naturelles) de phytothérapie, Paris XIII

INTRODUCTION

Depuis l'apparition sur le marché des substituts nicotiniques, il est devenu beaucoup plus confortable de s'arrêter de fumer pour les fumeurs dépendants. Malheureusement, les traitements de référence validés, ciblés sur la dépendance à la nicotine, ne suffisent pas : les rechutes restent hélas fréquentes et les spécialistes s'accordent à dire que d'autres dimensions doivent être prises en considération dans cette addiction.
En effet, celle-ci fait intervenir d'autres facteurs, comme l'environnement du fumeur, son état psychologique, sa relation avec le produit, sa génétique… autant d'éléments qui peuvent interagir et renforcer sa dépendance.

Pourquoi recourir aux plantes dans le sevrage tabagique ?

Que le fumeur soit assisté médicalement ou non, tous les supports qui concourent à optimiser les conditions de son sevrage sont les bienvenus. L'utilisation judicieuse de certaines plantes médicinales a tout à fait sa place dans cette difficile prise en charge, car, même si elle n'a pas fait l'objet d'études ou de publications validées dans le domaine précis du sevrage tabagique, la phytothérapie a déjà fait ses preuves de manière empirique et efficace sur chacun des troubles liés au sevrage tabagique.
Ainsi, comme nous le verrons, l'utilisation de certaines plantes est déjà reconnue pour leur action sur le stress, la nervosité, les troubles mineurs de l'humeur et du sommeil, par exemple, qui sont autant de freins au sevrage et de facteurs reconnus comme déterminants dans les rechutes.
Rappelons que la phytothérapie n'est pas une « médecine douce » et qu'avant d'utiliser une plante à visée thérapeutique, une attention particulière doit être portée à ses contre-indications éventuelles, à sa possible toxicité, à ses interactions possibles avec un traitement en cours, et donc aux antécédents des personnes.
Il ne faut donc pas hésiter à consulter un phytothérapeute, un pharmacien avisé ou un conseiller diplômé en phytothérapie.
Les plantes citées dans cet ouvrage ont été sélectionnées pour leur efficacité reconnue dans les indications choisies, pour leur relative innocuité (à condition de toujours respecter les conseils et les mises en garde les accompagnant), pour leur disponibilité sur le marché européen et enfin pour leur faible coût comparé à celui des autres prises en charge du sevrage tabagique.

À SAVOIR !
LE DÉLAI D'ACTION
Le délai d'action des plantes médicinales est souvent plus long que celui des molécules de synthèse (les médicaments), mais leurs effets secondaires sont rares et limités (ainsi, elles ne créent pas d'accoutumance).
Les plantes présentent aussi la particularité de contenir plusieurs principes actifs et celles que nous avons retenues ici ont l'avantage d'agir sur plusieurs troubles du sevrage tabagique en même temps.

S'arrêter seul ou se faire aider ?

Les spécialistes du sevrage tabagique, appelés tabacologues, s'accordent à dire que les bénéfices de l'arrêt sont tels que tout fumeur, quel qu'il soit, devrait essayer d'arrêter de fumer, seul dans un premier temps et avec l'aide d'une consultation spécialisée en cas d'échec. Même un fumeur assez dépendant peut espérer s'arrêter tout seul, d'autant que les substituts nicotiniques sont maintenant en vente libre dans les pharmacies.
Les thérapeutes formés dans ce domaine étant très peu nombreux par rapport au nombre élevé de fumeurs, ils ne peuvent ou ne devraient s'occuper que des cas de rechute.
Une rechute ne doit d'ailleurs pas être considérée comme un échec, mais plutôt comme une entrée ou une avancée dans la démarche d'arrêt.
Il faut souvent plusieurs tentatives à son actif avant de devenir ex-fumeur et il est reconnu que les récidivistes du sevrage ont beaucoup plus de chances de réussir, par l'expérience acquise de leurs erreurs. Les personnes en rechute, unique ou multiple, de même que celles qui pensent ne pas arriver à s'arrêter toutes seules sont les candidates à une consultation spécialisée.

Sommes-nous tous égaux devant « l'arrêt du tabac » ?

Eh bien non...
Tout fumeur présente au départ une dépendance comportementale et gestuelle au tabac, correspondant à la cigarette de la convivialité et de la stimulation sociale. S'y ajoute très souvent une dépendance dite psychologique :
c'est la « cigarette plaisir », qui procure la détente, permet de gérer le stress et stimule l'intellect.
Certains fumeurs « ont la chance » de ne subir que ces dépendances. Appelons-les « fumeurs du premier groupe ».
À ces dépendances incontournables se surajoute assez fréquemment une dépendance dite « physique », appelée dépendance pharmacologique. Celle-ci est essentiellement due à la nicotine et survient très vite, en quelques mois chez certaines personnes, pour des raisons diverses et parfois intriquées (hérédité, contexte social ou familial, sensibilité psychique...).
Elle correspond à la « cigarette anti-plaisir », dont l'envie, souvent désagréable, est liée à une trop longue période entre deux cigarettes et se manifeste par la chute du taux de nicotine dans le sang et par la recherche d'un pic de nicotine.
Elle affecte, à différents degrés, ceux que l'on peut appeler les « fumeurs du second groupe ».

Existe-t-il une différence fondamentale entre les fumeurs du premier groupe et ceux du second ?

Oui...
Les fumeurs du premier groupe peuvent s'arrêter assez facilement, sans avoir à supporter le syndrome de sevrage et son cortège de troubles. Pour savoir à quel groupe vous appartenez, répondez au test de Fagerström (p. 15), qui permet d'évaluer le degré d'imprégnation et de tolérance au tabac, de distinguer les personnes chez qui la dépendance physique est la plus forte, c'est-à-dire celles pour qui l'arrêt sera potentiellement plus difficile et qui nécessiteront peut-être un traitement médicamenteux.

Les traitements de référence

Les substituts nicotiniques (gommes, timbres, etc.) sont les seuls supports fournissant assez de nicotine (en dehors de l'inhalation de fumée). En vente libre sans prescription, ils représentent le traitement médicamenteux de référence le mieux évalué pour les sujets dépendants à la nicotine et sont compatibles avec l'utilisation des plantes présentées dans cet ouvrage.

Le bupropion est l'autre traitement validé des sujets dépendants à la nicotine ; s'il est légèrement plus efficace que les substituts nicotiniques, son utilisation est plus délicate et restreinte en raison de ses contre-indications et de ses effets indésirables. Il nécessite une prescription médicale et n'est pas remboursé. Certaines plantes proposées ici sont à éviter avec le bupropion, d'autres au contraire sont conseillées en association. Nous l'indiquons dans chaque cas. Le bupropion, utilisé comme antidépresseur dans d'autres pays, agit au niveau du cerveau, plus précisément dans les centres qui régulent l'humeur, les émotions et le plaisir.

Les thérapies cognitives et comportementales sont fondées sur une prise en charge psychologique validée, exigeant plusieurs consultations. Elles constituent une aide efficace dans le sevrage tabagique et la prévention des rechutes. Malheureusement, il existe peu de praticiens formés à ces techniques, de surcroît non remboursées. Les plantes proposées dans cet ouvrage peuvent parfaitement compléter ces méthodes reconnues.

Quel intérêt les plantes offrent-elles par rapport à ces traitements de référence ?

Les plantes ne s'opposent pas à ces traitements validés et ne les remplacent pas. Elles peuvent même être utilisées en même temps, sous certaines réserves.
Les fumeurs qui ne peuvent pas bénéficier de ces traitements de référence ou qui ne désirent pas y avoir recours trouveront ici une alternative intéressante car certaines plantes ont un mode d'action similaire.
La seule réserve concerne les substituts nicotiniques, qui n'ont pas d'équivalent dans le domaine des plantes en dehors du tabac lui-même. N'oublions pas que celui-ci a d'abord été reconnu comme une plante médicinale (*Nicotiana* sp.) et que l'intérêt initial qu'il a suscité pour ses vertus thérapeutiques se justifiait par sa grande teneur en nicotine.
Pourquoi alors ne pas l'utiliser pour contrer les effets négatifs du sevrage ?
Parce qu'il n'existe pas de forme utile, traditionnelle ou moderne, en phytothérapie, pouvant procurer suffisamment de nicotine à l'organisme pour contrer le syndrome de sevrage. Toute forme orale serait vouée à l'échec, car la nicotine est mal tolérée au niveau digestif et rendue inefficace par le foie qui la détruit.

ATTENTION !
PRÉCAUTIONS D'EMPLOI
Ne substituez jamais un traitement à base de plantes à un traitement médicamenteux sans l'accord du professionnel de santé l'ayant prescrit. (En revanche, en l'absence de contre-indication, les deux traitements pourront être conjugués.)
Tout fumeur se sachant atteint d'une maladie aiguë ou chronique doit demander un avis médical avant d'utiliser des plantes.
L'emploi des plantes chez les enfants et les adolescents fumeurs est à proscrire de principe.
Un chapitre est consacré spécifiquement à la fumeuse enceinte.

POUR PLUS D'INFORMATIONS
www-tabac-net.ap-hop-paris.fr
www.tabac-info.net
www.inpes.sante.fr
Tabac info services : 0825 309 310

POURQUOI ARRÊTER DE FUMER ?

Parce que vous vivrez plus longtemps et en bonne santé !
Malgré cette évidence, le tabagisme reste la première cause de mortalité évitable en France ! Un fumeur sur deux meurt directement ou indirectement de son tabagisme et l'on déplore chaque année 70 000 décès imputables au tabac, dont plus de la moitié par cancer, 18 000 par maladie cardiovasculaire (artérite, infarctus du myocarde ou accident vasculaire cérébral...), 12 000 par maladie respiratoire (bronchite chronique, emphysème, asthme...) souvent invalidante, et 5 000 pour des causes diverses consécutives au tabagisme.
L'espérance de vie d'un fumeur est inférieure de 20 ans à celle d'un non-fumeur avant sa 65e année et l'on estime qu'une cigarette fumée équivaut à environ une minute de vie en moins.
L'espérance de vie redevient identique à celle des personnes n'ayant jamais fumé après 10 ans d'arrêt, et le risque de maladie cardiovasculaire est déjà réduit de moitié après 1 an d'arrêt.
Autres avantages non négligeables de l'arrêt :
• pour les femmes : moins de grossesses extra-utérines, moins de fausses couches, moins d'accouchements prématurés, moins d'avortements spontanés, moins de malformations du fœtus et ménopause moins précoce ;
• pour les hommes : moins de pannes sexuelles, et plus de spermatozoïdes gaillards garants d'une certaine fertilité et de la transmission d'un patrimoine génétique moins altéré.

Parce que vous protégerez la santé de votre entourage !
Les conséquences directes du tabagisme passif sur la santé des enfants, du conjoint et des autres non-fumeurs de l'entourage ne sont plus à démontrer (mort subite du nourrisson, bronchiolite, asthme...).

Parce que vous serez mieux perçu par votre prochain... et plus encore par vous-même !
Toux chronique, voix rauque, condition physique diminuée, teint cireux, peau terne et prématurément vieillie, mauvaise haleine, doigts et dents jaunis, odeur persistante de tabac froid dans la maison, au bureau, dans la voiture, sur la peau, les vêtements et les cheveux ne seront plus que des mauvais souvenirs après quelques semaines d'arrêt. Et vous vous sentirez plus en accord avec les non-fumeurs tout en respectant la loi Évin, interdisant la cigarette dans les entreprises et les lieux publics.

Parce que fumer coûte très cher !
Sortez votre calculette, faites la multiplication : 6 mois sans tabac, c'est un voyage pour deux aux Antilles !

Parce que vous enrichissez l'industrie du tabac que votre santé indiffère !
Cette industrie consacre beaucoup d'argent et de temps à mettre au point des substances et des conditionnements qui augmentent la précocité du tabagisme et la dépendance des fumeurs.

Parce que fumer n'est pas une liberté, mais un engrenage vers une servitude certaine !

LES FAUSSES BONNES RAISONS POUR NE PAS S'ARRÊTER

• Ce n'est pas le moment, ou je n'ai pas envie !
Il n'y aura jamais de période idéale pour arrêter de fumer, ni pour faire la part des choses. Faites donc les petits tests de motivation (pp. 14-15) pour savoir où vous en êtes vraiment avec le tabac.

• J'ai déjà essayé et je n'y arrive pas !
La vie du fumeur est parsemée de tentatives ratées. Chaque essai lui fournit de nouvelles armes vers l'arrêt définitif. Ces rechutes ne sont pas à considérer comme des échecs, mais comme des étapes vers l'arrêt ultime. Dites-vous que nombre de très gros fumeurs dépendants ont arrêté, souvent en plusieurs fois, et que ce qui a été possible pour eux l'est aussi pour vous.

• Le tabac diminue mon stress, améliore mon humeur et mon poids !
Effectivement, le tabac possède toutes ces propriétés, mais à quel prix ? (Dans tous les sens du terme...) Profitez de la phytothérapie qui agit elle aussi dans tous ces domaines pour vous libérer de cet esclavage destructeur.

• Tout mon entourage fume !
Rassurez-vous et soyez honnête : de plus en plus de gens arrêtent de fumer, car la loi Évin s'applique inexorablement et l'image du fumeur devient de plus en plus négative. Montrez l'exemple et votre entourage suivra...

LES BÉNÉFICES DE L'ARRÊT DU TABAC : DÈS PREMIÈRES MINUTES À 10 ANS

• 30 minutes après l'arrêt du tabac : votre rythme cardiaque baisse déjà et tend à se normaliser.
• 1 jour après : vous respirez mieux car le CO (monoxyde de carbone) issu de la fumée de cigarette s'est détaché des globules rouges qui distribuent mieux l'oxygène dans l'ensemble des tissus ; vous êtes déjà moins fatigué.
• 2 jours après : vous commencez à retrouver le goût et l'odorat et redécouvrez des saveurs et des arômes subtils.
• 3 jours après : vos bronches et votre gorge sont moins enflammées, vous respirez mieux et votre voix s'éclaircit.
• 1 mois après : vous toussez moins et respirez encore mieux ; les cils de vos muqueuses bronchiques réapparaissent et drainent vos poumons ; l'exercice physique vous est plus facile.
• 2 mois après : votre peau et vos cheveux retrouvent leur éclat naturel.
• 3 mois après : vous vous libérez de la dépendance physique à la nicotine.
• 6 mois après : vous pouvez concevoir un bébé en ayant minimisé les risques du tabagisme.
• 1 an après : vous avez divisé par deux les risques d'infarctus cardiaque et rejoint le niveau de risque d'un non-fumeur pour les accidents vasculaires cérébraux.
• 5 ans après : vous avez pratiquement diminué de moitié le risque de cancer du poumon.
• 10 ans après : votre espérance de vie a rejoint celle des non-fumeurs !

QUEL FUMEUR ÊTES-VOUS : LES TESTS

Quatre types de tests permettent de définir le profil du fumeur avant de débuter un sevrage.

1. Les tests d'évaluation de la motivation (Dimaria ; Lagrue et Legeron) mesurent les chances de succès du sevrage. Pour mettre toutes les chances de votre côté, la motivation doit être au rendez-vous. Si cette condition est remplie, vous pouvez passer aux tests suivants.
2. Le test de Fagerström permet d'apprécier la dépendance physique, dite pharmacologique, au tabac. Il permet aussi de situer l'utilisation des substituts nicotiniques dans le sevrage tabagique.
3. Le test de Horn évalue les habitudes tabagiques et permet d'identifier les facteurs qui poussent à fumer (et à refumer).
4. Le test H.A.D. évalue un état d'anxiété ou dépressif.

Les deux derniers tests peuvent être réalisés de nouveau en cours de sevrage pour faire le point en cas de problème, quel qu'il soit.

1. TESTS D'ÉVALUATION DE LA MOTIVATION

A. Test de Dimaria

1• J'ai acheté ce livre spontanément, par décision personnelle.
oui ☐ non ☐

2• J'ai déjà arrêté de fumer pendant plus d'une semaine.
oui ☐ non ☐

3• Actuellement, mon activité professionnelle est sans problème.
oui ☐ non ☐

4• Actuellement, tout va bien sur le plan familial.
oui ☐ non ☐

5• Je veux me libérer de cet esclavage.
oui ☐ non ☐

6• Je fais du sport ou j'ai l'intention d'en faire.
oui ☐ non ☐

7• Je veux être en meilleure forme physique.
oui ☐ non ☐

8• Je veux préserver mon aspect physique.
oui ☐ non ☐

9• Je suis enceinte, ou ma conjointe est enceinte.
oui ☐ non ☐

10• J'ai des enfants en bas âge.
oui ☐ non ☐

11• J'ai bon moral actuellement.
oui ☐ non ☐

12• J'ai l'habitude de réussir ce que j'entreprends.
oui ☐ non ☐

13• Je suis plutôt d'un tempérament calme, détendu.
oui ☐ non ☐

14• Mon poids est habituellement stable.
oui ☐ non ☐

15• Je veux accéder à une qualité de vie meilleure.
oui ☐ non ☐

Interprétation

Moins de 6 « oui » : vous êtes peu motivé, revenez avec plus de conviction.

Entre 7 et 14 « oui » : vous êtes assez motivé, mais surveillez les obstacles à l'arrêt.

Si 15 « oui » : vous êtes très motivé.

B. Test selon Lagrue et Legeron

Pensez-vous que dans 6 mois :

- Vous fumerez toujours autant 0
- Vous aurez diminué un peu votre consommation de cigarettes 2
- Vous aurez beaucoup diminué votre consommation 4
- Vous aurez arrêté de fumer 8

Avez-vous actuellement envie d'arrêter de fumer :

- Pas du tout 0
- Un peu 1
- Beaucoup 2
- Énormément 3

Pensez-vous que dans 4 semaines :

- Vous fumerez toujours autant 0
- Vous aurez diminué un peu votre consommation de cigarettes 2
- Vous aurez beaucoup diminué votre consommation 4
- Vous aurez arrêté de fumer 8

Vous arrive-t-il de ne pas être content de fumer ?

- Jamais 0
- Quelquefois 1
- Souvent 2
- Très souvent 3

Interprétation

Plus de 13 points : vous êtes prêt à démarrer le sevrage.

Entre 7 et 13 points : vous êtes moyennement motivé. Vous devez absolument identifier les causes qui vous poussent à fumer pour mieux les contrôler (voir le test de Horn).

Moins de 6 points : attendez de mûrir votre décision d'arrêter, car vous n'êtes pas assez motivé à ce stade.

2. TEST D'ÉVALUATION DE LA DÉPENDANCE À LA NICOTINE

Test de Fagerström

Combien de temps après votre réveil fumez-vous votre première cigarette ?

- Dans les 5 premières minutes 3
- Entre 6 et 30 minutes 2
- Entre 31 et 60 minutes 1
- Après 60 minutes 0

Trouvez-vous difficile de vous abstenir de fumer dans les endroits où c'est interdit ?

- Oui 1
- Non 0

À quelle cigarette vous sera-t-il plus difficile de renoncer ?

- La première le matin 1
- N'importe quelle autre 0

Combien de cigarettes fumez-vous par jour ?

- 10 ou moins 0
- 11 à 20 1
- 21 à 30 2
- 31 ou plus 3

Fumez-vous à un rythme plus soutenu le matin que l'après-midi ?

- Oui 1
- Non 0

Fumez-vous lorsque vous êtes malade et que vous devez rester au lit presque toute la journée ?

- Oui 1
- Non 0

Interprétation

De 0 à 4 points : vous n'êtes pas dépendant ou faiblement dépendant à la nicotine. Vous pouvez utiliser les plantes de cet ouvrage sans recourir aux substituts nicotiniques.

De 5 à 6 points : vous êtes moyennement dépendant à la nicotine. Vous pouvez utiliser les plantes de cet ouvrage, le recours aux substituts nicotiniques pouvant augmenter vos chances de réussite.

De 7 à 10 points : vous êtes fortement ou très fortement dépendant à la nicotine. Vous pouvez utiliser les plantes de cet ouvrage parallèlement aux substituts nicotiniques. L'utilisation d'un traitement pharmacologique comme le bupropion peut aussi être préconisé sous contrôle médical, en respectant les interactions avec certaines plantes (voir « Les précautions d'emploi » des fiches plantes).

3. TEST D'ÉVALUATION DES HABITUDES TABAGIQUES

Test de Horn

Répondez à chacune de ces 18 questions par :

Toujours = 5 points - Souvent = 4 points - À l'occasion = 3 points - Rarement = 2 points - Jamais = 1 point

A• Je fume pour me maintenir en forme.

B• Tenir une cigarette fait partie du plaisir de fumer.

C• J'ai du plaisir à fumer, je me relaxe.

D• J'allume une cigarette quand je suis en colère pour une raison ou pour une autre.

E• Lorsque je n'ai plus de cigarettes, je ne peux absolument pas le supporter, il faut que je m'en procure.

F• Je fume des cigarettes automatiquement, sans en être conscient.

G• Je fume des cigarettes pour me stimuler, pour me donner un coup de fouet.

H• Le geste d'allumer une cigarette fait partie du plaisir de fumer.

I• Je trouve les cigarettes agréables.

J• Lorsque je me sens mal à l'aise ou perturbé par quelque chose, j'allume une cigarette.

K• Quand je ne fume pas, j'en suis très conscient.

L• J'allume une cigarette sans réaliser que j'en ai déjà une qui se consume dans le cendrier.

M• Je fume une cigarette comme remontant.

N• Lorsque je fume, regarder la fumée que j'exhale fait partie du plaisir.

O• Le moment où j'ai le plus envie de fumer, c'est quand je suis bien et détendu.

P• Lorsque j'ai le cafard ou que je ne veux plus penser, je fume.

Q• J'ai vraiment une envie irrésistible d'une cigarette quand je n'ai pas fumé depuis un moment.

R• Il m'arrive de réaliser que j'avais une cigarette à la bouche sans me souvenir de l'y avoir mise.

Interprétation

A + G + M > 11 = stimulation

B + H + N > 11 = plaisir du geste

C + I + O > 11 = relaxation

D + J + P > 11 = anxiété/soutien

E + K + Q > 11 = besoin

F + L + R > 11 = habitude

4. TEST D'ÉVALUATION DE L'ÉTAT PSYCHOLOGIQUE (ANXIÉTÉ, DÉPRESSION)

Test H. A. D.

Pour chacune des propositions suivantes, entourez le chiffre correspondant à ce que vous ressentez actuellement.

1• **Je me sens tendu(e), énervé(e).**

La plupart du temps	3
Souvent	2
De temps en temps	1
Jamais	0

2• **J'éprouve du plaisir à faire les choses que j'aime.**

Oui, toujours	0
Le plus souvent	1
De plus en plus rarement	2
Non, tout me paraît difficile	3

3• **Je me sens ralenti(e).**

Pratiquement tout le temps	3
Très souvent	2
Quelquefois	1
Pas du tout	0

4• **J'éprouve des sensations d'angoisse, j'ai une boule dans la gorge, mon estomac se noue.**

Très souvent	3
Assez souvent	2
Quelquefois	1
Jamais	0

5• J'ai perdu l'intérêt pour mon apparence.

Totalement	3
Je n'y fais plus attention	2
Je n'y fais plus assez attention	1
Non, j'y fais attention comme d'habitude	0

6• J'ai la bougeotte, je n'arrive pas à tenir en place.

Oui, c'est tout à fait le cas	3
Un peu	2
Pas tellement	1
Pas du tout	0

7• J'envisage l'avenir avec optimisme.

Comme d'habitude	0
Plutôt moins qu'avant	1
Beaucoup moins qu'avant	2
Pas du tout	3

8• J'ai une sensation de peur, comme si quelque chose d'horrible allait m'arriver.

Oui, très nettement	3
Oui, mais ce n'est pas trop grave	2
Un peu, mais cela n'importe pas	1
Pas du tout	0

9• Je sais rire et voir le bon côté des choses.

Toujours autant qu'avant	0
Plutôt moins	1
Nettement moins	2
Plus du tout	3

10• Je me fais du souci.

Très souvent	3
Assez souvent	2
Occasionnellement	1
Très occasionnellement	0

11• Je me sens heureux(se).

Jamais	3
Pas souvent	2
Quelquefois	1
La plupart du temps	0

12• Je peux rester tranquillement assis(e) à ne rien faire et me sentir heureux(se).

Jamais	3
Rarement	2
Oui, en général	1
Oui, quoi qu'il arrive	0

13• Je m'intéresse à la lecture d'un bon livre ou à un bon programme de radio ou de télé.

Souvent	0
Assez souvent	1
Rarement	2
Pratiquement jamais	3

14• J'éprouve des sensations soudaines de panique.

Très souvent	3
Assez souvent	2
Rarement	1
Jamais	0

Interprétation

Additionnez les scores des questions 1, 4, 6, 8, 10, 12 et 14.

Total A =

Additionnez les scores des questions 2, 3, 5, 7, 9, 11 et 13.

Total D =

Le total A permet d'évaluer l'état d'anxiété.
Le total D permet d'évaluer l'état dépressif.

Les scores supérieurs à 10 points, assez significatifs, doivent inciter à consulter un médecin si un état de déprime est suspecté avant le sevrage (ou apparaît en cours de sevrage).

GROSSESSE ET TABAGISME

Association grossesse-tabac : quels sont les risques connus ?

Nous ne dirons jamais assez que le tabagisme et la grossesse ne font pas bon ménage.

Le tabac augmente le risque de fausse couche, d'accouchement prématuré, de mauvaise position du placenta, d'enfant mort-né et de mort subite du nourrisson, et diminue la croissance du fœtus.

Ajoutons que le tabagisme préalable à la grossesse n'est pas non plus dénué d'effets. Il diminue la fertilité, ne favorise pas une fécondation normale et peut ralentir le retour de l'ovulation à l'arrêt de la pilule. Certaines études ont en effet montré que le temps compris entre l'arrêt du contraceptif oral et le début de la grossesse pouvait être doublé chez la femme fumeuse par rapport à la non-fumeuse. Le risque de grossesse extra-utérine (en dehors de l'utérus) est également plus important et d'autant plus grand que le tabagisme est plus fort.

Dans l'idéal, que faudrait-il faire ?

La préparation à la grossesse hors tabac présente donc un intérêt évident, mais rarement mis en avant. Dans l'idéal donc, le sevrage tabagique devrait précéder toute grossesse et se terminer 5 à 6 mois avant la conception.

La grossesse devient ici une motivation supplémentaire et un élément renforçateur important dans l'arrêt du tabac.

L'arrêt du tabac en cours de grossesse comporte-t-il un risque ?

Trop souvent, l'annonce de la grossesse se fait en pleine intoxication tabagique.

Il faut savoir que de nombreuses études montrent que le stress maternel a de nombreuses conséquences sur le fœtus (augmentation du taux de fausses couches, retard de croissance intra-utérine et altérations morphologiques du placenta). Un stress maternel majeur pourrait même être responsable de malformations congénitales.

L'arrêt brutal du tabac à l'annonce d'une grossesse chez une fumeuse dépendante, qui serait mal toléré sur le plan psychique, n'est donc certainement pas souhaitable.

Nous sommes donc partagés entre l'intention de ne pas nuire par l'éviction de la cigarette et celle de ne pas nuire par le stress occasionné.

Cela amène ainsi certains médecins à préconiser la poursuite de la cigarette en quantité modérée pendant la grossesse (moins de 10 cigarettes par jour).

Toutefois, cette pratique n'est acceptable que pour les fumeuses enceintes faiblement dépendantes à la nicotine et chez lesquelles l'arrêt total du tabac génère un stress important. Les fumeuses enceintes avec une dépendance avérée à la nicotine doivent savoir que la diminution louable du nombre de cigarettes s'accompagne d'une modification du mode d'inhalation (à l'insu de la fumeuse, pour augmenter le rendement en nicotine), qui augmente notablement le taux de substances nocives véhiculées par la fumée vers le futur bébé *via* la mère.

Par où commencer ?

Établissez d'abord votre dépendance à la nicotine en répondant au test de Fagerström (p. 15).

En cas d'intoxication tabagique importante (score supérieur ou égal à 6), le fait de continuer à fumer est plus risqué pour le fœtus que le stress dû à l'arrêt du tabac ne l'est pour la grossesse. Dans ce cas précis, les recommandations actuelles sont donc en faveur d'un sevrage complet et brutal aidé par les substituts nicotiniques, un apport exclusif en nicotine paraissant préférable aux 4 000 substances contenues dans la fumée de cigarette. L'emploi de substituts nicotiniques, autorisés chez la femme enceinte depuis 1997, est alors possible en respectant ces deux règles :

- faites établir votre niveau de dépendance chimique et le bon dosage en nicotine par votre pharmacien ou votre médecin ;
- la nicotine s'accumulant dans le placenta, un patch porté 24 heures sur 24 peut provoquer une accumulation plus forte que les cigarettes ; optez pour des gommes ou des pastilles à la nicotine, ou retirez le patch pendant la nuit.

Si les réponses au test de Fagerström révèlent une dépendance basse ou nulle, demandez à votre médecin d'essayer d'évaluer le stress que générerait l'arrêt du tabac.

Quel que soit le choix, le futur père devrait être associé à ces mesures.

Quelle place la femme enceinte fumeuse peut-elle accorder aux plantes ?

Elle est relativement restreinte.

- L'utilisation des huiles essentielles, y compris par voie externe, est à proscrire, sans l'avis d'un spécialiste. Les huiles essentielles sont toutes potentiellement toxiques pour le développement du fœtus.
- Les extraits alcooliques de plantes (les teintures mères, par exemple) sont à éviter.
- Quelques plantes pourront être indiquées, mais exclusivement sous suivi médical, car la plupart d'entre elles sont dangereuses pour la mère et le fœtus ou d'utilisation très délicate.

SITES INTERNET UTILES

www.infobebes.com
www.monbebe.com
www.bebe-arrive.com
www.doctissimo.fr

COMMENT SE PRÉPARER : LE CALENDRIER

Une fois votre motivation établie (test p. 14) et votre dépendance à la nicotine évaluée (test p. 15), programmez la mise en place de votre sevrage tabagique afin d'augmenter vos chances de réussite.

Avant de commencer le sevrage

• Choisissez à l'avance la date de l'arrêt. Tout en sachant qu'aucune période ne sera totalement parfaite pour commencer, il est tout de même préférable d'opter pour une période calme. Pour certains, ce sera pendant les vacances, pour d'autres pendant un relatif calme professionnel. À vous de juger.

• Un mois avant cette date, préparez votre organisme au sevrage :

– par un drainage du foie (voir pp. 26-27), qui stimulera les principales voies métaboliques de détoxication de l'organisme et optimisera l'utilisation des plantes du sevrage, avec souvent un effet défatigant à la clé ;

– par une prise en charge des carences vitaminiques aggravées par le stress oxydatif du fumeur en optimisant votre alimentation (voir pp. 30-31).

• Profitez de ce mois pour diminuer notablement votre dose journalière de café et pour commencer à pratiquer régulièrement une activité physique.

La veille

Débarrassez-vous de tout votre attirail de fumeur (cendriers, briquets, allumettes, paquets de cigarettes accessibles...).

Le premier jour

Le désir de fumer doit être au maximum contenu et prévenu. C'est là votre premier ennemi à combattre 1/2 heure à quelques heures après le lever de votre premier jour sans cigarette. L'expérience en phytothérapie montre que c'est la valériane qui régule le mieux les envies de fumer au début, indépendamment de ses autres propriétés utiles dans le sevrage.

Commencez donc systématiquement par la valériane pendant au moins 1 mois (en l'absence de toute contre-indication). En seconde intention, nous préconisons le plantain.

N'hésitez pas à maintenir le traitement choisi, si besoin, tout au long des 4 premiers mois du sevrage.

Chaque semaine, pendant 4 mois

Faites un point en recherchant les troubles suivants et en notant systématiquement celui ou ceux qui vous perturbent :

– désir de fumer,
– troubles du sommeil,
– troubles de l'humeur,
– troubles de la concentration et/ou de la mémoire,
– troubles provoqués par un stress,
– troubles de l'appétit,
– troubles du transit intestinal,
– troubles broncho-pulmonaires,
– troubles infectieux.

Reportez-vous au chapitre correspondant et choisissez de vous traiter par l'une des plantes ressources indiquées pour lutter contre ce ou ces troubles.

Si vous souffrez de plusieurs troubles, privilégiez les plantes qui possèdent plusieurs indications en vous aidant des tableaux pp. 92-93. En cas de contre-indication, choisissez parmi les plantes d'appoint possédant la même indication.

Si le nombre de plantes à utiliser est supérieur à quatre, privilégiez toujours les plantes actives sur le syndrome de sevrage dans les 4 premiers mois (voir p. 24).

Après 4 mois

Vous êtes sorti de la période de sevrage physique à la nicotine. Vous pouvez arrêter les plantes actives sur le syndrome de manque (valériane comprise) pour vous consacrer, si besoin, aux autres maux dont vous souffrez.

Faites un point mensuel pendant encore environ 5 mois pour pouvoir réagir rapidement afin d'éviter une éventuelle rechute.

Après 6 mois et jusqu'à 1 an

Utilisez ponctuellement les plantes du sevrage, en général par périodes de 10 jours, si des troubles réapparaissent.

UN EXEMPLE DE TRAITEMENT

Exemple de troubles pouvant survenir lors du sevrage

Chaque trait orange représente la période de la plus grande fréquence des troubles, les flèches jaunes leur persistance possible dans le temps.

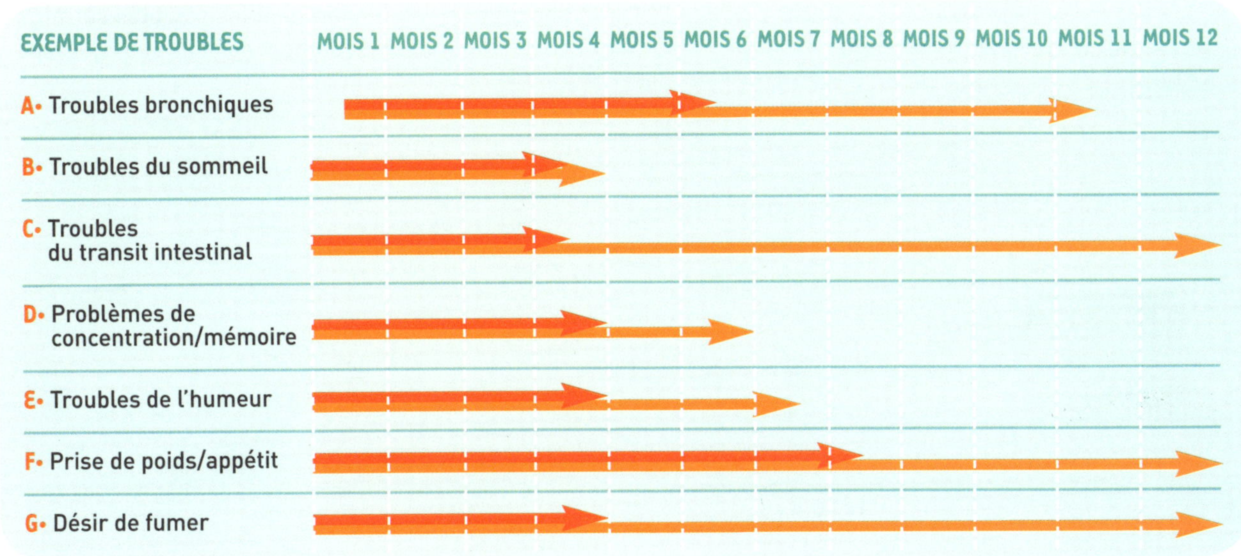

Exemple de plantes utilisées contre ces troubles

En orange : traitement de 1 mois, à renouveler en fonction de la persistance des troubles.
En jaune : durée d'utilisation théorique de la plante. Au-delà de 3 mois, des cures discontinues sont à privilégier au coup par coup.

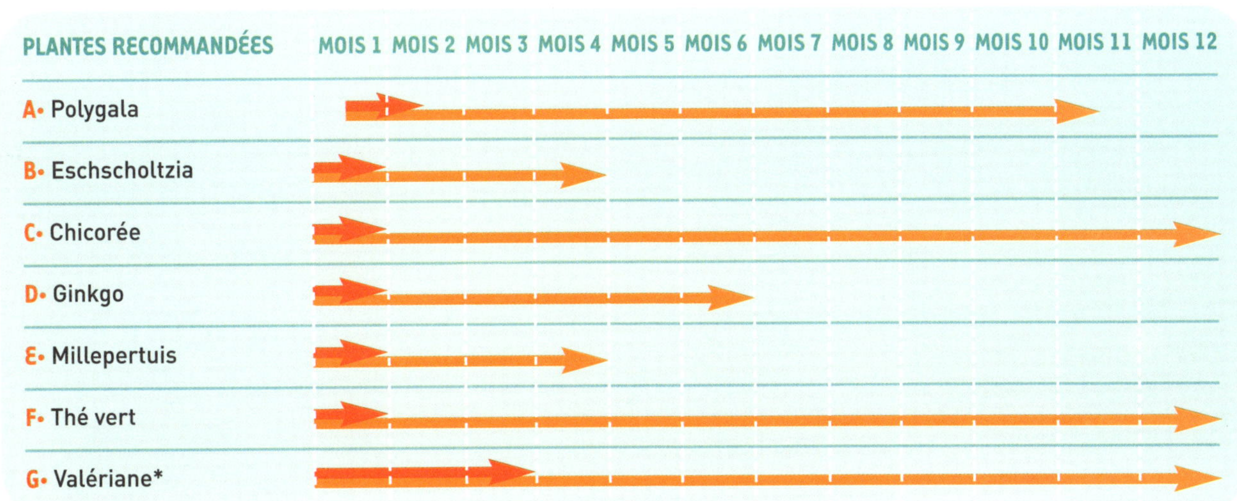

** À prendre systématiquement (1 à 3 mois) ou à remplacer par le plantain en seconde intention.*

VOTRE CALENDRIER DE SEVRAGE

	LES TROUBLES RENCONTRÉS	LES PLANTES UTILISÉES
1er mois		
2e mois		
3e mois		
4e mois		
5e mois		
6e mois		
7e mois		
8e mois		
9e mois		
10e mois		
11e mois		
12e mois		

SURMONTER LES TROUBLES LIÉS AU SEVRAGE

Cette partie est consacrée à la description et à l'explication des troubles pouvant accompagner le sevrage tabagique. Vous rencontrerez certains d'entre eux, d'autres non. Ils seront plus ou moins présents, plus ou moins gênants. Dans tous les cas, il est utile de les identifier pour les surmonter plus facilement. Pour chaque situation, le phytothérapeute vous indique quelles plantes sont vos alliées.

Rappelons que les troubles répertoriés ici sont vos principaux facteurs de rechute. Apprendre à les maîtriser, c'est réussir son sevrage. Repérez les troubles qui caractérisent votre expérience personnelle d'arrêt du tabac et répondez-y par la ou les plantes proposées. En cas de troubles multiples, discernez les plus gênants pour vous, et par principe ne dépassez pas un choix de 6 plantes au total.

La recommandation principale est de bien évaluer et maîtriser le désir de fumer. Certaines huiles essentielles (HE) viendront aussi parfois vous épauler en complément.

À vos plantes, prêt… partez !

LE SYNDROME DE MANQUE : COMMENT LE GÉRER ?

La dépendance au tabac provoque, dès l'arrêt de sa consommation, un certain nombre de symptômes que l'on regroupe sous l'appellation « syndrome de manque ». Les plantes aideront à surmonter ces troubles pendant cette période particulière.

La nicotine n'est qu'en partie responsable de la dépendance au tabac.

Nous savons tous que la consommation de tabac nuit à notre santé. Les maladies des voies respiratoires et cardiovasculaires ainsi que les cancers constituent les manifestations les plus visibles de cette agression chronique. Les conséquences sur notre psychisme, bien que ne mettant pas directement en jeu notre pronostic vital, n'en sont pas moins inquiétantes.

Tabac et dépendance

Le tabac a sur notre cerveau des effets positifs (par exemple, une action anti-stress transitoire), mais induit aussi, malheureusement, une dépendance. En fonction de notre sensibilité (génétique), de la pression environnementale (vie en société) et de notre propre psychisme, nous développons une relation avec la cigarette qui va rythmer notre vie.

Certains fumeurs développent également une dépendance physique, dite pharmacologique, qui est évaluable par le test de Fagerström (voir p. 15).

Cette dépendance a la particularité de se manifester par un certain nombre de symptômes lors de l'arrêt du tabac (ou quand il s'écoule trop de temps entre deux cigarettes). C'est ce qu'on appelle le syndrome de manque ou de sevrage. Ce phénomène intervient dans les premières semaines de sevrage ; la gêne est maximale durant les 7 premiers jours de l'arrêt, puis plus faible à partir de la 4e semaine. Le désir de fumer et les problèmes de poids peuvent persister après le 6e mois d'arrêt du tabac.

Reconnaître le syndrome de manque

En pratique, pour poser le diagnostic complet et certain du syndrome de manque, il faut noter la présence d'au moins quatre de ces signes :

- besoin impérieux de nicotine,
- irritabilité, frustration, agressivité,
- anxiété,
- agitation,
- impatience,
- difficulté de concentration,
- insomnie,
- augmentation de l'appétit ou prise de poids,
- diminution de la fréquence cardiaque.

Personne ne se plaindra de la baisse de sa fréquence cardiaque ; en revanche, l'apparition d'un ou de plusieurs des autres signes mentionnés peut rapidement transformer la vie en enfer et vouer la tentative de sevrage à l'échec.

LE SAVEZ-VOUS ?
SUBSTITUTS NICOTINIQUES ET SEVRAGE

L'emploi des substituts à la nicotine a bouleversé la prise en charge du sevrage tabagique en atténuant tous les symptômes de « manque ». Dans certains cas, après évaluation de la dépendance pharmacologique par le test de Fagerström (voir p. 15), il sera judicieux de les utiliser en complément des plantes.

LES CONSEILS DU PHYTOTHÉRAPEUTE

Certaines plantes permettent d'agir sur les symptômes du syndrome de sevrage, et parfois même de les prévenir. Elles ont été regroupées en différents modules, dans lesquels le phytothérapeute vous conseille les plantes les plus adaptées à vos besoins.

> **Le besoin impérieux de nicotine fait l'objet du module « Le désir de fumer : comment lutter ? » (p. 36).**

> **Les quatre suivants – irritabilité, frustration, agressivité, anxiété – sont traités au module « Vous devenez insupportable ! » (p. 38).**

> **Les difficultés de concentration sont traitées au module « Vous avez du mal à vous concentrer, vous oubliez tout ! » (p. 40).**

> **L'insomnie est traitée au module « Vous avez du mal à dormir » (p. 42).**

> **Les problèmes relatifs au poids sont traités au module « Poids et alimentation : trouver le bon équilibre » (p. 34).**

DÉTOXIQUER VOTRE CORPS : POURQUOI ?

Pour aider l'organisme à se débarrasser des déchets accumulés au cours du tabagisme, il sera indispensable de le drainer. On pourra ainsi limiter les dégâts cellulaires et relancer la bonne marche des organes atteints.

ATTENTION !
LES SOURCES D'INTOXICATION DE L'ORGANISME
Notre corps est non seulement exposé à de nombreuses sources d'intoxication internes, produits de notre métabolisme comme les déchets des réactions d'oxydation, mais aussi à des sources d'intoxication externes, comme l'alimentation et l'environnement (pollution...).

Le tabagisme chronique provoque une sollicitation importante de notre foie, de nos poumons et de nos bronches et perturbe le bon fonctionnement de l'appareil digestif et des reins.

Qu'est-ce que le drainage ?
Ce terme désigne une fonction primordiale de notre organisme : l'élimination. Sans une bonne élimination, toute cellule meurt rapidement par le cumul de ses propres déchets. Le drainage est donc une partie thérapeutique majeure en phytothérapie.
Il consiste à stimuler les fonctions organiques en relançant les organes d'élimination appelés émonctoires, comme la peau, les reins, les poumons, le foie, le tube digestif...
Plus l'intoxication tabagique a été longue, plus il apparaît souhaitable de précéder le sevrage par une cure de drainage hépatique.
Le drainage des voies respiratoires peut intervenir à partir de la 2e semaine d'arrêt du tabac.
Dans tous les autres cas et pour la détoxication des autres organes, le drainage pourra intervenir en fin de sevrage, afin d'éviter le cumul de plantes.
D'une manière générale, le drainage d'un système facilite le travail des autres organes émonctoires. Ainsi, quand on prend une plante pour drainer le foie, on facilite le travail d'élimination des reins. Et la nature est vraiment bien faite, car il est fréquent qu'une plante soit active sur deux émonctoires à la fois !

LES PLUS POUR RÉUSSIR
Le premier drainage se fait en buvant ! En effet, l'eau permet de dissoudre et d'éliminer certaines toxines et déchets accumulés.
C'est l'un des intérêts des tisanes qui, outre leur action spécifique, constituent un apport d'eau non négligeable.

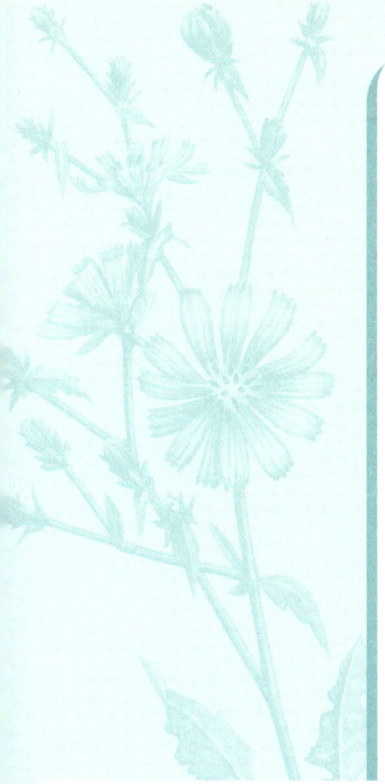

LES CONSEILS DU PHYTOTHÉRAPEUTE

Selon les organes à nettoyer, nous vous conseillons les plantes suivantes, seules ou en association à parts égales. Pour les durées et les modes d'utilisation, reportez-vous aux pages indiquées du cahier des plantes.

> **Pour drainer le foie :**
- chardon-Marie *(p. 48)*,
- artichaut *(p. 78)*,
- chicorée *(p. 50)*,
- romarin *(p. 84)*.

> **Pour drainer le foie et les reins :**
- artichaut *(p. 78)*,
- chicorée *(p. 50)*,
- chardon-Marie *(p. 48)*,
- bouleau *(p. 80)*,
- orthosiphon *(p. 82)*.

> **Pour drainer les poumons :**
- guimauve *(p. 66)*,
- polygala *(p. 72)*,
- bouillon-blanc *(p. 79)*.

Voir le module « Drainer les bronches et les poumons » (p. 28).

> **Pour drainer l'intestin :**
- chicorée *(p. 50)*,
- fucus *(p. 60)*,
- guar *(p. 80)*,
- guimauve *(p. 66)*,
- plantain *(p. 70)*,
- polygala *(p. 72)*.

Voir le module « Vous digérez mal » (p. 32).

L'AROMATHÉRAPIE

Par voie interne

HE menthe poivrée
(Mentha x piperita), 1 goutte

+

HE thym CT thujanol
(Thymus vulgaris CT thujanol), 3 gouttes

+

HE lédon du Groenland
(Ledum groenlandicum), 2 gouttes

Mettez 2 gouttes de ce mélange dans 1 cuillerée à café d'huile d'olive, et prenez 2 fois par jour pendant 15 jours.

Indications : drainage hépatique, action tonifiante.

Contre-indications : grossesse, allaitement, enfants.

ou

HE carotte cultivée
(Daucus carota ssp. sativa)

Mettez 2 gouttes de cette huile dans 1 cuillerée à café d'huile d'olive, et prenez 2 fois par jour pendant 15 jours.

Indications : drainage du foie, des reins et de la peau, action tonifiante.

Contre-indications : grossesse, allaitement, enfants.

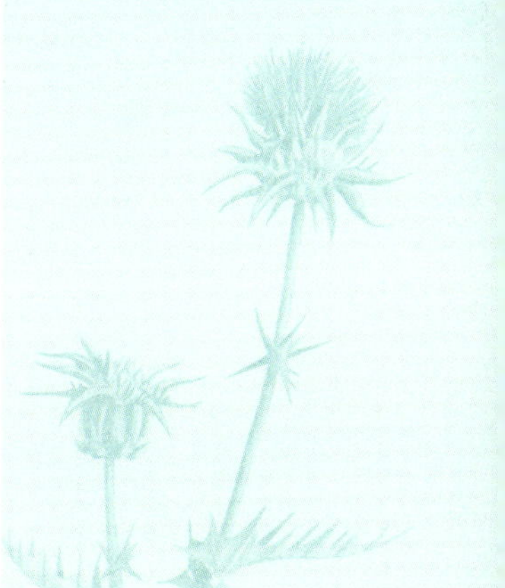

DRAINER LES BRONCHES ET LES POUMONS

À l'arrêt du tabac, il faut bien souvent supporter, en plus du reste, une toux grasse, un mouchage répété, voire des surinfections bactériennes. Les plantes et les huiles essentielles aideront à renforcer les défenses immunitaires, tandis que l'absorption de liquides en quantité suffisante favorisera un drainage efficace des sécrétions.

La muqueuse de notre arbre respiratoire est tapissée de cellules ciliées et de cellules excrétrices de mucus. Leur rôle est d'évacuer une grande partie des polluants de l'air que nous inhalons à chacune de nos inspirations. Habituellement, les particules en suspension sont piégées par le mucus collant ; celui-ci est ramené vers le haut des voies respiratoires par le battement des cellules ciliées, puis dégagé lors du mouchage.

Pourquoi drainer les bronches et les poumons ?

Cette fonction de drainage est vite altérée par le tabagisme, même de courte durée ; les cellules ciliées sont paralysées et meurent au contact de la fumée. Il en résulte une irritation chronique, une inflammation et un engorgement des voies respiratoires, surtout nocturne, et des séances d'expectoration matinales bien connues de tout fumeur.

Mais il y a une bonne nouvelle : l'irritation chronique de la muqueuse respiratoire disparaît dès qu'il n'y a plus inhalation de fumée. La muqueuse ciliée « repousse » et l'émonctoire respiratoire reprend ses fonctions en quelques semaines.

Paradoxalement, cette période est mal vécue par l'ex-fumeur qui se met à produire beaucoup de mucus : mouchages répétés, toux grasse sont au rendez-vous, parfois avec surinfection bactérienne quand son immunité est basse et qu'il ne boit pas assez pour fluidifier ses sécrétions.

LES CONSEILS DU PHYTOTHÉRAPEUTE

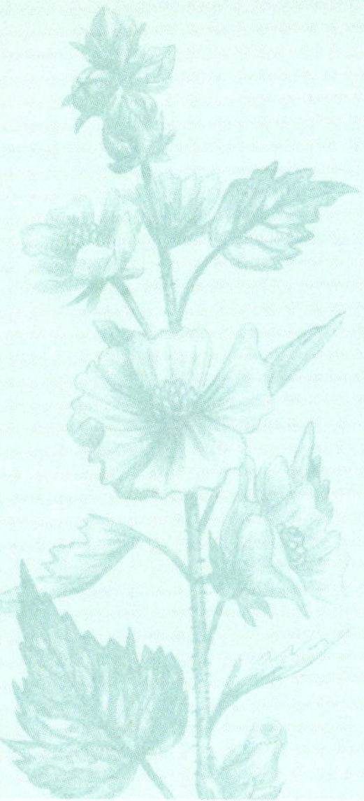

Les plantes riches en mucilages favorisent le travail des cellules ciliées en diminuant l'inflammation chronique de la muqueuse.
Riches en saponines, les plantes expectorantes contribuent à fluidifier les mucosités et donc à faciliter leur évacuation.

La période optimale pour réaliser ce drainage se situe à partir de la 2e semaine d'arrêt du tabac et doit durer au moins 1 mois.
Nous vous conseillons les plantes suivantes, en association à parts égales. Pour les modes d'utilisation, reportez-vous aux pages indiquées du cahier des plantes.

> **Inflammation chronique des bronches, toux grasse :**

- **guimauve** *(p. 66)* **et polygala** *(p. 72)*,
- **ou bouillon-blanc** *(p. 79)* **et polygala** *(p. 72)*,
- **ou bouillon-blanc** *(p. 79)* **et plantain** *(p. 70)*.

L'AROMATHÉRAPIE

En inhalation

HE pin sylvestre
(Pinus sylvestris)
+
HE niaouli
(Melaleuca viridiflora)
+
HE ravensare aromatique
(Ravensara aromatica)

Versez 3 gouttes de chaque huile dans un grand bol d'eau très chaude et inhalez 2 ou 3 fois par jour pendant 10 min (en vous couvrant d'une serviette et en fermant les yeux).

Indications : drainage des bronches et des poumons, action tonifiante.
Contre-indications : grossesse, allaitement, enfants.

En massage

HE ravensare aromatique
(Ravensara aromatica)
+
HE eucalyptus radié
(Eucalyptus radiata)
+
HE niaouli
(Melaleuca viridiflora)

Mélangez 3 gouttes de chaque huile dans une base végétale (huile d'amande douce, par exemple) et massez le haut du dos et le thorax, 3 fois par jour pendant 1 semaine.

Indications : drainage des bronches et des poumons, action tonifiante.
Contre-indications : grossesse, allaitement, enfants.

LES PLUS POUR RÉUSSIR

Pour faciliter la fluidification des mucosités, buvez au moins 1,5 à 2 litres d'eau (ou de thé ou tisane) par jour.

ATTENTION AUX INFECTIONS !

Pendant la période du sevrage tabagique, le tout nouveau « ex-fumeur » souffre parfois d'infections à répétition. En effet, à l'arrêt du tabac, la stimulation permanente du système immunitaire cesse et les défenses naturelles contre les microbes s'affaiblissent. Le retour à une alimentation riche en vitamines et l'aide des plantes sont alors des éléments déterminants.

Non mécontent de se sortir à peine de son tabagisme, le tout nouveau « ex-fumeur » se voit « puni », avec étonnement et avec un certain sentiment d'injustice, par des épisodes infectieux répétés touchant la sphère ORL et l'appareil broncho-pulmonaire.

Pourquoi ces infections à répétition ?
Principalement pour trois raisons, qui peuvent se cumuler pendant le sevrage. La fumée irrite les muqueuses respiratoires. L'irritation est entretenue par les cigarettes qui rythment la vie du fumeur, sollicitant ainsi de façon continue son système immunitaire par une inflammation devenue chronique. La preuve biologique de cet état est l'augmentation permanente du nombre de globules blancs sanguins chez la plupart des fumeurs. L'arrêt du tabac met un terme à la stimulation du système immunitaire de l'ex-fumeur, dont les défenses naturelles se relâchent.
Comme le prouvent certaines études récentes, le terrain même du fumeur contribue à ce phénomène. Celui-ci est particulièrement carencé en vitamine C et en caroténoïdes, antioxydants qui participent activement à la résistance contre les infections et au bon fonctionnement de notre système immunitaire.
À l'arrêt du tabac, le système broncho-pulmonaire reprend en outre sa fonction d'émonctoire (d'élimination). L'encombrement des voies respiratoires par des mucosités plus abondantes favorise alors les surinfections locales.

Que faire pour les prévenir ?
La phytothérapie débute dans l'assiette et certaines plantes alimentaires sont évidemment à privilégier à vie... L'ex-fumeur commencera par manger régulièrement les fruits et légumes réputés riches en vitamine C et en caroténoïdes, afin de bénéficier d'apports suffisants à l'équilibre de ses défenses naturelles.

ATTENTION !
COMMENT PRÉSERVER LA VITAMINE C ET LES CAROTÉNOÏDES ?

*• **La vitamine C** est détruite en grande partie par la cuisson, la pasteurisation, la stérilisation, un milieu alcalin et la lumière. Elle est très sensible à l'oxygène, et donc à l'air libre ; les aliments qui en contiennent doivent donc être aussi peu préparés que possible et consommés le plus vite possible. Buvez les jus de fruits ou de légumes en brique ou en bouteille dans les jours suivant leur ouverture. Consommez des végétaux frais et de saison, si possible de qualité bio, et achetez-les en petite quantité pour éviter le stockage, grand destructeur de vitamines.*

*• Contrairement à la vitamine C, le broyage et la cuisson des végétaux améliorent la disponibilité biologique des **caroténoïdes**, peu sensibles à la chaleur.*
En revanche, le degré de maturité, les conditions de récolte et de stockage du végétal influent sur sa concentration en caroténoïdes.

La vitamine C est particulièrement présente dans le citron, l'orange, l'argousier, le persil, la cerise (acérola), le cynorrhodon (fruit de l'églantier), le kiwi, le cassis...
Les caroténoïdes sont présents dans l'abricot, le melon, la carotte, le potiron, le potimarron, la patate douce, le pomelo, la tomate, la pastèque, la mangue, la papaye, la prune, l'orange, le haricot, les choux (dont le chou de Bruxelles et le brocoli), le kiwi, la laitue, les petits pois et les épinards.

LE SAVEZ-VOUS ?
LES APPORTS OPTIMAUX OFFICIELS RECOMMANDÉS EN VITAMINE C
Ils sont estimés à 60-100 mg par jour chez l'adulte, 120 mg chez le fumeur (source CNERNA). Selon certains spécialistes des antioxydants, ces doses sont suffisantes pour prévenir le scorbut, mais probablement insuffisantes pour lutter contre les infections, les radicaux libres et les stress divers, et pour prévenir les cancers ; ces situations fréquentes dans nos sociétés modernes sont particulièrement cumulées dans l'intoxication tabagique. Les 120 mg par jour préconisés pour le fumeur représenteraient un minimum, car le tabagisme entraîne un besoin en vitamine C et un défaut d'absorption tels qu'il est fondé de proposer un apport plus important (jusqu'à 2 000 mg par jour), au moins durant tout le sevrage.

LES CONSEILS DU PHYTOTHÉRAPEUTE

Selon le type de difficultés que vous rencontrez, nous vous conseillons les plantes suivantes, seules ou en association à parts égales. Pour les durées et les modes d'utilisation, reportez-vous aux pages indiquées du cahier des plantes.

> **En prévention :**
- échinacée *(p. 52)* et églantier *(p. 54)*,
- ou ginseng *(p. 64)*,
- ou éleuthérocoque *(p. 56)*.

> **En cas d'infection installée :**
- échinacée *(p. 52)*.

> **En cas d'encombrement broncho-pulmonaire associé :**
- ajoutez guimauve *(p. 66)* et polygala *(p. 72)*,
- ou bouillon-blanc *(p.79)* et polygala *(p. 72)*.

Si l'infection persiste ou s'aggrave brutalement, consultez impérativement votre médecin.

L'AROMATHÉRAPIE

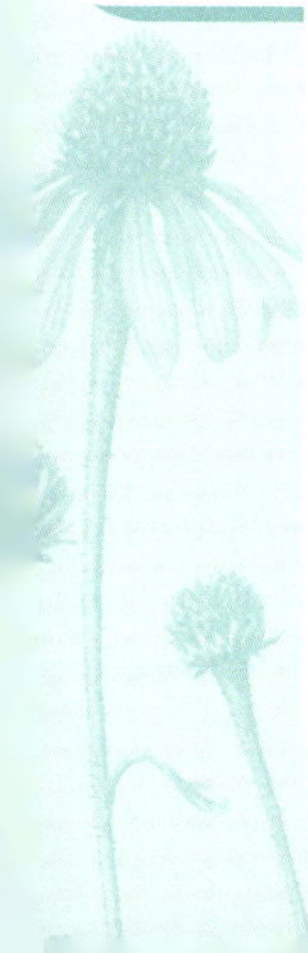

En massage (action préventive)

HE sarriette des montagnes *(Satureja montana)*, 2 gouttes
\+
HE thym *(Thymus vulgaris CT thujanol)*, 1 goutte
\+
HE ravensare aromatique *(Ravensara aromatica)*, 3 gouttes

Versez 3 gouttes de ce mélange dans un peu d'huile d'amande douce et massez le haut du dos et le thorax 2 fois par jour, 1 semaine par mois, pendant 3 mois.

Indications : stimulation immunitaire, action tonifiante.
Contre-indications : grossesse, allaitement, enfants.

Par voie interne (action curative)

HE origan du Maroc *(Origanum compactum)*, 1 goutte
\+
HE niaouli *(Melaleuca viridiflora)*, 2 gouttes
\+
HE ravensare aromatique *(Ravensara aromatica)*, 3 gouttes

Mettez 2 gouttes de ce mélange dans 1 cuillerée à café d'huile d'olive, et prenez 3 fois par jour pendant 1 semaine.

Indications : action anti-infectieuse, action tonifiante.
Contre-indications : grossesse, allaitement, enfants.

VOUS DIGÉREZ MAL

L'arrêt du tabac entraîne parfois des troubles digestifs et une tendance à la constipation. La reprise d'une bonne hygiène de vie et les plantes aideront à régulariser le fonctionnement de l'appareil digestif.

Pendant toute sa période d'intoxication tabagique, le fumeur équilibre à son insu son transit digestif car la nicotine contenue dans la fumée accélère ce dernier. Cette action contrebalance les effets de la mauvaise hygiène de vie assez souvent associée au tabagisme : peu d'exercice physique, ou même sédentarité, alimentation trop grasse, trop sucrée et trop riche en viande, et faible hydratation. Tous ces facteurs favorisent le déséquilibre de la flore intestinale et une tendance à la constipation.

Comment l'arrêt du tabac influe-t-il sur le transit intestinal ?

À l'arrêt du tabac, l'effet stimulant de la nicotine sur le transit intestinal s'efface en même temps qu'apparaissent des troubles digestifs tels que ballonnements, gaz, spasmes plus ou moins douloureux et constipation. Cette dernière peut être opiniâtre et mal supportée, à tel point que certaines personnes rechutent et fument une cigarette pour tenter de relancer leur intestin défaillant.

Comment rééquilibrer le transit intestinal ?

La microflore digestive du candidat au sevrage tabagique étant fréquemment perturbée, il est souhaitable d'initier le retour à l'équilibre par un « réensemencement » du tube digestif, avec l'aide de probiotiques, c'est-à-dire de bactéries lactiques vivantes (lactobacilles, bifidobactéries...) et spécialement sélectionnées pour recoloniser l'appareil digestif. Ces probiotiques, en général proposés sous forme de complément alimentaire en capsules ou en poudre, sont en vente libre dans les pharmacies, magasins et laboratoires spécialisés.

Vous pourrez prendre, par exemple : Probiotic plus® ou Enterogenic concentrate® de Bionutrics, Maxi-flore® de Synergia, Prolactik® d'Oligosanté, etc., en dehors des repas, pendant 2 mois.

LE SAVEZ-VOUS ?

LA MICROFLORE INTESTINALE

C'est un véritable organe avec lequel nous vivons en symbiose. Ces bactéries utiles appartiennent à quelque 500 espèces différentes et sont 10 fois plus nombreuses que les cellules de notre organisme. Elles fabriquent des antibiotiques et certaines vitamines, nous protègent des agressions extérieures, participent à la digestion et à la détoxication et exercent une action stimulante sur notre immunité.

Alimentation déséquilibrée, prise de médicaments (antibiotiques...), exposition aux toxiques environnementaux... tous ces facteurs concourent à rompre l'équilibre fragile de cette flore. Fort heureusement, certains végétaux nous apportent des fibres solubles, qui nourrissent les bactéries utiles mais qui ne sont pas digestibles par nos enzymes. Ils favorisent la recolonisation de l'intestin par cette précieuse microflore et sont pour la plupart faciles à intégrer dans l'alimentation : artichaut, topinambour, ail, échalote, oignon, ciboulette, asperge, salsifis, poireau, chicorée, pissenlit, soja, tomate, banane, bardane, seigle, orge, froment...

LES CONSEILS DU PHYTOTHÉRAPEUTE

Selon le type de difficultés que vous rencontrez, nous vous conseillons les plantes suivantes, seules ou en association à parts égales.
Pour les durées et les modes d'utilisation, reportez-vous aux pages indiquées du cahier des plantes.

> **Flatulences, ballonnements, lenteur digestive :**
- chicorée *(p. 50)*,
- mélisse *(p. 82)*.

> **Constipation :**
- fucus *(p. 60)* et/ou guar *(p. 80)*,
- guimauve *(p. 66)*,
- plantain *(p. 70)*,
- polygala *(p. 72)*.

L'AROMATHÉRAPIE

Par voie interne

Pour rééquilibrer la flore intestinale

HE giroflier
(Syzygium aromaticum)
+
HE litsée citronnée
(Litsea citrata)
+
HE basilic
(Ocimum basilicum ssp. basilicum)
+
HE menthe poivrée
(Mentha x piperita)
+
HE menthe citronnée
(Mentha x citrata)

Mettez 1 goutte de chacune de ces huiles dans 1 cuillerée à café d'huile d'olive, et prenez matin, midi et soir, juste avant les repas, 2 semaines par mois pendant 2 mois.

Indications : écologie intestinale, action antifongique.
Contre-indications : grossesse, allaitement, enfants.

LES PLUS POUR RÉUSSIR

- *Buvez au moins 1 à 2 litres d'eau par jour.*
- *Faites de l'exercice physique tous les jours.*
- *Mangez quotidiennement des fruits et légumes riches en fibres (au moins 5 par jour).*
- *Allez à la selle à heure fixe, après avoir bu un grand verre d'eau fraîche.*
- *Massez votre ventre en profondeur, dans le sens des aiguilles d'une montre.*

POIDS ET ALIMENTATION : TROUVER LE BON ÉQUILIBRE

La gestion du poids dans le sevrage tabagique doit faire l'objet d'une attention toute particulière. En effet, la stabilité du poids peut se révéler comme un élément incontournable dans la décision d'arrêter de fumer, et minimiser l'impact de la prise de poids expose à de nombreuses rechutes. Le sevrage tabagique est ainsi un moment privilégié pour revoir son alimentation.

Pourquoi l'ex-fumeur prend-il du poids ?

En fait, il serait préférable de se demander pourquoi on perd du poids lorsqu'on commence à fumer, et pourquoi cette perte de poids se maintient durant toute la période d'intoxication.

Ces faits s'expliquent par certaines propriétés de la nicotine. Celle-ci exerce en effet une action coupe-faim, dite anorexigène, ayant pour conséquence une diminution des apports alimentaires. Elle exerce également une action de type « brûle-graisse », dite thermogénique ; ainsi, fumer 20 cigarettes par jour équivaut à environ 1 heure de marche en dépense calorique.

Le fumeur pèse donc entre 2 et 4 kg de moins que son homologue non-fumeur. À l'arrêt du tabac, quelle que soit la méthode utilisée, un réajustement du poids vers le haut est habituel. Ce phénomène est encore plus fréquent chez les femmes.

Chez tout type de fumeur, la privation brutale de nicotine peut aussi induire une prise de poids rapide et conséquente par augmentation de la sensation de faim et baisse des dépenses énergétiques.

De plus, les troubles de l'humeur liés au manque de nicotine incitent fréquemment à une prise alimentaire compulsive et compensatoire.

Comment maîtriser son poids pendant le sevrage ?

Quand il y a prise de poids, elle est souvent mesurée (1 à 3 kg) et temporaire. Ce désagrément transitoire est cependant négligeable comparativement à tous les bénéfices dus à l'arrêt du tabac. Pour retrouver un équilibre pondéral

LES PLUS POUR RÉUSSIR

- *Définissez un rythme régulier pour les repas et essayez de vous y tenir.*
- *Faites 3 repas équilibrés : 2 repas légers, 1 repas principal, et si possible 2 collations équilibrées (fruits) vers 10 heures et 16 heures.*
- *Évitez de sauter un repas.*
- *Mâchez correctement et longtemps avant d'avaler.*
- *Réduisez l'apport en aliments gras ; préférez les viandes maigres et les poissons.*
- *Consommez les glucides complexes, en particulier ceux qui contiennent des fibres (légumes secs et frais, aliments complets...) et diminuez toutes les céréales raffinées : farines blanches, riz blanc, pâtes blanches, pain blanc et pommes de terre.*
- *Augmentez la part et la fréquence accordées aux fruits et légumes de saison.*
- *Évitez les sucres raffinés (bonbons, desserts et jus de fruits industriels, pâtisseries, confiseries, viennoiseries). Les fringales et les envies de sucre sont favorisées par les aliments trop sucrés, les féculents raffinés blancs (pain, riz, pâtes, pommes de terre) et les sauts de repas.*

et le maintenir, il faut équilibrer les « entrées » – l'alimentation –, mais aussi les « sorties », c'est-à-dire l'effort physique.

Bouger davantage et manger mieux

Il convient donc, en premier lieu, de modifier vos habitudes alimentaires. Évitez tout régime ne s'appliquant que pendant une période déterminée. En effet, celui-ci fini, le retour aux anciennes habitudes alimentaires est assez systématique et retentit immanquablement sur le poids. Adaptez vos changements alimentaires à votre mode de vie, car s'ils sont trop difficiles à observer, ils ne dureront pas. En les planifiant progressivement, vous trouverez toujours une solution compatible.

Parallèlement, il est fortement recommandé d'augmenter vos dépenses énergétiques. Pratiquez une activité physique régulière qui vous permettra d'éviter la reprise plutôt que la perte de poids. Cette dépense d'énergie instaurera l'équilibre du poids en préservant votre masse musculaire, en contribuant à une meilleure gestion de votre masse grasse et des sucres ingérés, et en normalisant votre sensation de faim.

LE SAVEZ-VOUS ?

STABILISER SON POIDS

Contrôlez votre poids chaque semaine ou tous les 15 jours, mais pas tous les jours. L'équilibre entre exercice physique et apport alimentaire vous permettra de stabiliser votre poids à 2 ou 3 kg près.

LES CONSEILS DU PHYTOTHÉRAPEUTE

Pour vous aider à contrôler une éventuelle prise de poids, nous vous conseillons les plantes suivantes, seules ou en association à parts égales. Pour les durées et les modes d'utilisation, reportez-vous aux pages indiquées du cahier des plantes.

> **Pour diminuer le stockage des graisses :**
- thé vert *(p. 74)*,
- ou fucus *(p. 60)*,
- ou guarana *(p. 81)*.

> **Pour contrôler la sensation de faim :**
- guar *(p. 80)*,
- ou fucus *(p. 60)*.

D'AUTRES PLANTES POSSIBLES

Vous pouvez compléter l'action de ces premières plantes par :

– des plantes riches en chrome *(cofacteur indispensable à l'activité de l'insuline), qui agissent indirectement sur le stockage des graisses en contrôlant la sensation de faim :*
- *spiruline* (Spirulina),
- *galéga* (Galega officinalis),
- *cosse de haricot* (Phaseolus vulgaris),
- *ainsi que levure de bière ;*

– des plantes qui désinfiltrent les tissus graisseux :
- *ananas,*
- *papaye.*

LE DÉSIR DE FUMER : COMMENT LUTTER ?

C'est le sentiment le plus fréquent et probablement le plus redouté des personnes qui arrêtent de fumer. Quand il décline rapidement, c'est un bon indicateur de la maîtrise de son sevrage. Et quand il a presque disparu, c'est une véritable avancée vers le statut d'ex-fumeur. Ce sentiment peut néanmoins persister épisodiquement toute la vie sans nécessairement conduire à la rechute.

Le désir de fumer peut se manifester dans deux types de situations.

Le manque de nicotine

Le désir de fumer peut être lié au manque de nicotine et constituer l'un des symptômes du syndrome de manque (voir p. 24). Il est souvent intense en l'absence de traitement substitutif et parvient à son maximum à la fin de la 1re semaine d'arrêt. Il diminue ensuite lentement sur plusieurs mois, avec des hauts et des bas, et peut persister après le 6e mois.

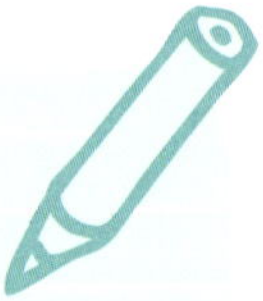

La stimulation d'ordre psychologique et comportementale

Le désir de fumer peut être ressenti sans aucun manque de nicotine. Il correspond alors à une stimulation d'ordre psychologique et comportementale. Un environnement ou une ambiance particulière fera naître une envie de fumer, telle la fameuse « madeleine de Proust » qui se rappelle à votre bon souvenir. Il s'exerce, par exemple, fréquemment en fin de repas, au moment présumé du café. Il peut naître aussi d'une situation de stress, même minime.

Malgré sa rapidité d'installation et son apparente puissance, il est facilement contrôlable par des conduites de substitution dont le but est de déjouer l'association entre une situation donnée et l'envie de cigarette.

Pour mieux gérer le manque de nicotine, en cas de dépendance supérieure à 7 au test de Fagerström (voir p. 15), vous pouvez recourir aux substituts nicotiniques, en complément des plantes.

LES CONSEILS DU PHYTOTHÉRAPEUTE

Selon le type de difficultés que vous rencontrez, nous vous conseillons les plantes suivantes, seules ou en association à parts égales.
Pour les durées et les modes d'utilisation, reportez-vous aux pages indiquées du cahier des plantes.

> **Pour favoriser le dégoût du tabac et maîtriser le désir de fumer :**
- valériane *(p. 76)*,
- plantain *(p. 70)*.

> **Quand le désir de fumer est trop fort :**
- ginseng *(p. 64)*,
- éleuthérocoque *(p. 56)*.

L'AROMATHÉRAPIE

En diffusion atmosphérique

HE feuille d'orange amère
(Citrus aurantium var. amara)
+
HE orange douce
(Citrus sinensis)

Versez un peu de ce mélange à parts égales dans un diffuseur d'huiles essentielles et laissez 1/2 heure à 1 heure dans la pièce de séjour. Cette diffusion a un effet calmant, qui aide à mieux maîtriser le désir de cigarette, élimine les odeurs résiduelles de tabac froid et assure la décontamination microbienne de l'air ambiant.

LES PLUS POUR RÉUSSIR

Quand l'envie de fumer se présente, mettez en place de façon systématique des conduites de substitution.
- *Prenez de grandes inspirations suivies de grands soupirs.*
- *Patientez 3 minutes.*
- *Brossez-vous les dents.*
- *Sortez de la pièce ou changez de place.*
- *Buvez un grand verre d'eau.*
- *Mangez un fruit.*

VOUS DEVENEZ INSUPPORTABLE !

L'arrêt du tabac provoque parfois l'apparition de troubles émotionnels et de l'humeur. Plus ou moins importants, ils peuvent cependant gêner considérablement la poursuite du sevrage et avoir des conséquences non négligeables sur les relations avec les autres. La phytothérapie peut être ici une aide précieuse.

L'action de la nicotine sur le psychisme des individus qui l'ingèrent est reconnue. Elle peut interférer avec le champ des émotions et du comportement. Cette propriété est probablement le fondement de la dépendance tabagique.

Les effets perçus par les fumeurs peuvent être différents, voire opposés. La cigarette peut ainsi être ressentie comme un atténuateur de stress, mais aussi comme un stimulateur dans une situation d'abattement. Lorsqu'une consommation chronique s'est installée, le fumeur utilise, à son insu le plus souvent, la cigarette pour gérer ces moments désagréables.

Pourquoi l'arrêt du tabac influe-t-il sur les émotions et sur l'humeur ?

Dès l'arrêt du tabac, cet effet régulateur disparaît et peut laisser place à l'apparition de troubles émotionnels. Ces derniers font tous partie des symptômes du syndrome de sevrage, ou syndrome de manque : besoin de bouger (agitation), irritabilité, parfois accompagnée de frustration ou d'agressivité, anxiété et dépression. Le test H.A.D. (p. 16) permet une autoévaluation de ces deux derniers symptômes.

Toute personne présentant une dépression traitée doit être suivie par son médecin avant d'aborder le sevrage. Si le test H.A.D. (p. 16) montre une tendance à la déprime, malgré le traitement par les plantes, une consultation médicale est recommandée, car une authentique dépression peut apparaître lors du sevrage.

LES CONSEILS DU PHYTOTHÉRAPEUTE

Selon le type de difficultés que vous rencontrez, nous vous conseillons les plantes suivantes, seules ou en association à parts égales. Pour les durées et les modes d'utilisation, reportez-vous aux pages indiquées du cahier des plantes.

> **Humeur triste ou déprime :**
- millepertuis *(p. 68)*, sauf sous bupropion et en l'absence de contre-indication,
- ou valériane *(p. 76)*.

> **Anxiété, nervosité, irritabilité :**
- valériane *(p. 76)*,
- houblon *(p. 81)*,
- aubépine *(p. 79)*,
- passiflore *(p. 83)*,
- mélisse *(p. 82)*.

> **Troubles émotionnels liés au stress :**
- ginseng *(p. 64)*,
- éleuthérocoque *(p. 56)*.

> **Troubles émotionnels sous substituts nicotiniques :**
- valériane *(p. 76)*,
- eschscholtzia *(p. 58)*.

> **Troubles émotionnels sous bupropion :**
- valériane *(p. 76)*.

> **Troubles émotionnels avec troubles digestifs :**
- passiflore *(p. 83)*,
- mélisse *(p. 82)*.

L'AROMATHÉRAPIE

En diffusion atmosphérique

HE lavandin super
(Lavandula burnatii var. *super)*

\+

HE feuille d'orange amère
(Citrus aurantium var. *amara)*

\+

HE mandarine
(Citrus reticulata var. *deliciosa)*

Versez un peu de ce mélange à parts égales dans un diffuseur d'huiles essentielles placé dans la chambre, 1/2 heure à 1 heure avant le coucher, pendant 2 semaines ou la durée des troubles.

En application locale

En cas d'anxiété, de nervosité, d'agitation

HE ylang-ylang
(Cananga odorata)

\+

HE ravensare aromatique
(Ravensara aromatica)

\+

HE camomille romaine
(Anthemis nobile ou *Chamaemelum nobile)*

et/ou

En cas d'humeur triste ou de déprime

HE marjolaine à coquilles
(Origanum majorana)

\+

HE feuille d'orange amère
(Citrus aurantium var. *amara)*

Mélangez 2 gouttes de chaque huile essentielle dans une base végétale (huile d'amande douce, par exemple) et appliquez 4 gouttes sur le plexus solaire avant le coucher.

VOUS AVEZ DU MAL À VOUS CONCENTRER, VOUS OUBLIEZ TOUT !

Qui n'a pas expérimenté, ou entendu parler, de cette désagréable sensation de perdre la mémoire et de ne plus parvenir à se concentrer après l'arrêt du tabac ? La phytothérapie et l'aromathérapie vous aideront à pallier ces désagréments.

Le tabac provoque des maladies cardiaques et vasculaires diverses. Certains constituants de la fumée, comme la nicotine et le monoxyde de carbone (CO), sont les principaux responsables à court et long terme des lésions de notre système circulatoire.

En quoi le tabac joue-t-il sur la mémoire et la concentration ?

Cette atteinte concerne notamment les petits vaisseaux qui irriguent notre cerveau et qui assurent la microcirculation cérébrale. Le cerveau devient de moins en moins efficace : les capacités cognitives, de mémorisation et de concentration baissent.

Chez le fumeur, la nicotine compense et masque ce défaut d'oxygénation des neurones par des actions qui lui sont propres : elle augmente le rythme cardiaque et la pression artérielle (ce qui élève un peu le débit circulatoire cérébral), et stimule directement les capacités cognitives en agissant sur certains récepteurs cérébraux.

Ces effets, ainsi que l'action stimulante de la nicotine sur notre cerveau, disparaissent bien sûr à l'arrêt du tabac. Certaines personnes souffriront donc particulièrement de problèmes de mémoire et de concentration au moment du sevrage tabagique.

LES BONS CHOIX ALIMENTAIRES

Une bonne alimentation peut prévenir et vous permettre de mieux surmonter cette impression de « ralentissement » cérébral.

- *Consommez des protéines au moins une fois chaque jour (effet « starter » des protéines matinales qui participent à la synthèse des neuromédiateurs intervenant dans l'éveil et la mémoire).*
- *Assurez un bon apport en acides gras polyinsaturés oméga-3, qui augmentent la fluidité membranaire des neurones. Pour cela, consommez quotidiennement 2 cuillerées à soupe d'huile de colza ; mangez des poissons gras au moins 4 fois par semaine, ou prenez des compléments oméga-3 du type gélules d'huile de poisson de qualité pharmaceutique (détoxication garantie en métaux lourds).*
- *Veillez à l'apport en vitamines du groupe B, surtout B1, B3, B6, B9 et B12. La vitamine B1 est surtout présente dans les céréales et les légumes secs, les vitamines B3, B6 et B12 dans les viandes, abats, poissons et œufs, la B9 dans les légumes verts frais et de saison.*

LES CONSEILS DU PHYTOTHÉRAPEUTE

Le ginkgo améliore toute la vascularisation de notre organisme et combat de surcroît le stress oxydatif occasionné par un tabagisme chronique.

Le ginseng et l'éleuthérocoque ont démontré leur intérêt dans la facilitation de nos fonctions intellectuelles, notamment la mémoire et la concentration. Ils peuvent être associés au ginkgo pour une action synergique.

Pour les durées et les modes d'utilisation, reportez-vous aux pages indiquées du cahier des plantes.

> **Pour améliorer les fonctions cérébrales :**
> - **ginkgo** *(p. 62)*,
> - **ginseng** *(p. 64)*,
> - **éleuthérocoque** *(p. 56)*.

L'AROMATHÉRAPIE

Par voie interne

HE pin sylvestre
(Pinus sylvestris), 1 goutte

\+

HE menthe poivrée
(Mentha x piperita), 1 goutte

\+

HE basilic
(Ocimum basilicum ssp. *basilicum)*, 1 goutte

Déposez 2 gouttes du mélange sur 1/2 morceau de sucre de canne, à sucer matin et midi, avant les repas, pendant 3 semaines.

Indication : amélioration de la concentration.

Contre-indications : grossesse, allaitement, enfants.

LES PLUS POUR RÉUSSIR

Ces quelques conseils d'hygiène de vie peuvent vous aider à optimiser mémoire et concentration.

- *Préservez un sommeil réparateur.*
- *Conservez un minimum d'activités physiques et intellectuelles.*
- *Limitez votre consommation d'alcool et la prise de médicaments agissant sur le système nerveux, tels que somnifères et tranquillisants.*
- *Ne sautez pas de repas et évitez les sucres rapides et raffinés (générateurs d'hypoglycémies néfastes pour la mémoire).*

VOUS AVEZ DU MAL À DORMIR

Les insomnies, les difficultés d'endormissement et les réveils nocturnes apparaissent ou augmentent souvent au moment de l'arrêt du tabac. Ces troubles sont généralement bénins et passagers. Persistants, ils peuvent indiquer un état dépressif et doivent conduire à demander l'avis d'un médecin.

Pendant toute la phase d'arrêt du tabac, il est fréquent de constater soit une réduction du temps de sommeil, soit une augmentation du nombre et de la durée des éveils nocturnes, associées à un sommeil de moindre qualité.

Qu'appelle-t-on un bon sommeil ?

Un adulte a besoin en moyenne de 5 à 7 heures de sommeil d'affilée. Cette durée minimale permet de faire alterner 4 ou 5 cycles de sommeil dit « lent » et de sommeil dit « paradoxal ».

La phase de sommeil lent (90 à 120 minutes) est une phase de relâchement musculaire avec restauration de l'énergie physique. La phase de sommeil paradoxal (15 à 20 minutes) est la phase de récupération et de restauration psychique et de la mémoire. Le sommeil paradoxal tend à diminuer avec l'âge. Un sommeil réparateur se manifeste généralement par de l'entrain au réveil sans sensation de fatigue.

Comment mieux dormir pendant la période de sevrage ?

Première recommandation : éviter tout ce qui peut exciter l'organisme et empêcher l'endormissement.

Il convient ainsi d'éliminer ou de réduire la consommation de produits excitants, notamment ceux qui contiennent de la caféine : le café bien sûr, mais aussi le thé, le maté, le guarana, la noix de cola, le cacao, ainsi que les sodas à base de cola, même « light ».

Le thé peut continuer à être consommé (de préférence en début de journée), car les effets de la caféine sont atténués par la présence de ses tanins. Laisser infuser le thé longtemps n'augmente d'ailleurs pas beaucoup sa teneur en caféine, mais augmente surtout sa concentration en tanins. De même, le chocolat peut être consommé raisonnablement pour ses bénéfices sur le moral (il contient de la théobromine, substance régulatrice de l'humeur).

Au dîner, il est préférable d'éviter les fromages forts, les plats gras, les champignons et fritures qui prolongent et alourdissent la digestion.

L'alcool est également déconseillé, car, s'il peut parfois favoriser l'endormissement, il procure un sommeil de mauvaise qualité.

LE SAVEZ-VOUS ?

SOMMEIL ET MÉDICAMENTS DU SEVRAGE

En cas de prise de substituts nicotiniques, il a été fréquemment décrit des rêves intenses, agréables ou à l'inverse cauchemardesques. Avec la prise de bupropion, l'effet indésirable le plus rencontré est l'insomnie (ce qui impose de décaler la prise du 2e comprimé prescrit). Ces troubles peuvent être isolés ou associés à d'autres troubles psychologiques.

À ÉVITER !
TABAC + CAFÉ : UN MARIAGE DÉTONANT

Le café et la nicotine ont des propriétés stimulantes sur notre psychisme et environ 65 % des fumeurs les associent dans la journée pour maintenir leur concentration, augmenter leur vigilance et leur éveil et même, à leur insu, stimuler leur mémoire.

Cette association pose deux problèmes : le café contiendrait un facteur encore non identifié qui pousserait à augmenter la consommation de tabac, et l'arrêt du tabac provoque une augmentation du taux de caféine dans le sang qui peut accentuer les signes du syndrome de sevrage (nervosité et insomnie).

En conclusion, il faut, avant de débuter le sevrage, commencer par dissocier dans le temps et dans l'espace les tasses de café et la cigarette, en essayant de diminuer la dose journalière de café. Ensuite, durant le sevrage tabagique, on continuera à diminuer le café très progressivement. Si nous augmentons notre consommation de café pour combattre le ralentissement psychologique possible dû à l'arrêt du tabac, l'envie de l'associer à la cigarette peut renaître rapidement et puissamment, venant à compromettre les chances de réussite.

LES CONSEILS DU PHYTOTHÉRAPEUTE

Si votre sommeil reste perturbé malgré ces conseils, utilisez les plantes à visée sédative. Contrairement aux médicaments (trop) largement employés pour cet usage, celles-ci ont l'avantage de ne présenter ni effets secondaires, comme les troubles de la vigilance et de la mémoire, ni accoutumance.

Selon le type de difficultés que vous rencontrez, nous vous conseillons les plantes suivantes, seules ou en association à parts égales. Pour les durées et les modes d'utilisation, reportez-vous aux pages indiquées du cahier des plantes.

> **Troubles du sommeil apparus à l'arrêt du tabac :**
- valériane (*p. 76*),
- eschscholtzia (*p. 58*).

> **Troubles du sommeil avec anxiété :**
- valériane (*p. 76*),
- houblon (*p. 81*),
- mélisse (*p. 82*).

> **Troubles du sommeil avec déprime :**
- valériane (*p. 76*),
- millepertuis (*p. 68*), sauf si prise de bupropion.

Si persistance, consulter un médecin.

> **Troubles du sommeil liés au stress :**
- ginseng (*p. 64*),
- éleuthérocoque (*p. 56*).

> **Troubles du sommeil sous substituts nicotiniques :**
- valériane (*p. 76*),
- eschscholtzia (*p. 58*).

> **Troubles du sommeil sous bupropion :**
- valériane uniquement (*p. 76*).

> **Troubles du sommeil associés à des troubles digestifs :**
- passiflore (*p. 83*),
- mélisse (*p. 82*).

L'AROMATHÉRAPIE

En diffusion atmosphérique

HE lavandin super
(Lavandula burnatii var. super*)*

\+

HE petit grain bigarade
(Citrus aurantium ssp. *aurantium)*

\+

HE mandarine
(Citrus reticulata var. *deliciosa)*

Versez un peu de ce mélange à parts égales dans un diffuseur d'huiles essentielles, 1/2 heure à 1 heure avant le coucher.

En application locale

HE lédon du Groenland
(Ledum groenlandicum)

\+

HE ravensare aromatique
(Ravensara aromatica)

Mélangez 2 gouttes de chaque huile dans 10 gouttes d'huile d'amande douce et appliquez sur le plexus solaire avant le coucher.

D'AUTRES PLANTES POSSIBLES

Selon vos goûts, vous pouvez recourir à d'autres plantes qui ont aussi des propriétés sédatives. Parmi celles-ci, citons l'aubépine, la verveine, le tilleul, la camomille romaine, la lavande...

LES PLUS POUR RÉUSSIR

Quelques conseils d'hygiène de vie peuvent vous aider à retrouver un bon sommeil.

- *Ne mangez pas en trop grande quantité ni trop tardivement, car la digestion augmente la température corporelle alors que le sommeil est favorisé par une température basse.*
- *Faites de l'exercice physique (pas le soir, car cela augmente l'excitation et la température corporelle).*
- *Programmez une marche non rapide ou des exercices de relaxation avant de vous coucher.*
- *Couchez-vous et levez-vous à heures fixes, et pas trop tôt.*
- *Faites le noir dans la chambre ou évitez les sources lumineuses trop importantes.*

ET EN CAS DE RECHUTE ?

La rechute ne doit pas être vécue comme un échec. Elle fait partie intégrante du parcours de l'ex-fumeur et ne remet jamais en cause le sevrage en cours, car il est toujours possible de le reprendre là où l'on s'est arrêté.

La rechute survient rarement par manque de volonté, mais plutôt à cause de situations mal supportées et toujours insuffisamment prises en charge. Dans tous les cas, il est très important d'en identifier la ou les cause(s), si possible par écrit.

Évaluer sa motivation

Avant tout, vous devez savoir si votre motivation est toujours au rendez-vous. Pratiquez le test de Dimaria (voir p. 14). Si votre score est inférieur à 6, la rechute s'expliquera par un manque certain de motivation. Laissez passer un peu de temps pour faire mûrir votre détermination avant de redémarrer un sevrage.

Identifier les causes de rechute et les situations à risque

On distingue quatre grandes catégories de causes déclenchantes des rechutes :
– les situations de débordement émotionnel (déprime, anxiété, nervosité) ;
– les situations de stress professionnel ;
– les situations de décontraction (de type envie de fumer à la fin des repas) ;
– les situations de pression environnementale (de type présence dans un lieu « fumeurs »).

Que faire ?

Tentez de comprendre le mode de déclenchement de l'envie de fumer, évaluez brièvement la nécessité de l'acte de fumer dans cette situation, réduisez l'effet de surprise en anticipant ces situations. Appliquez dès que possible les conseils du module « Le désir de fumer : comment lutter ? » (p. 36).
En cas de débordement émotionnel, relisez le module « Vous devenez insupportable ! » (p. 38).
Vérifiez si la cause de la rechute est traitée dans un des modules. Si c'est le cas et si le traitement par les plantes ressources a été inefficace, passez aux plantes d'appoint conseillées pour la même indication.
Méfiez-vous toujours de l'alcool, qui désinhibe et permet assez facilement le passage à l'acte de fumer.
Privilégiez l'exercice physique régulier.

Si vous vous sentez dépassé par les événements malgré ces conseils de base, ou si vous cumulez les rechutes, n'hésitez pas à consulter un thérapeute formé au sevrage tabagique ou un tabacologue.

COMMENT PRÉPARER ET UTILISER LES PLANTES ?

LES INFUSIONS

Les tisanes sont préparées à partir de plantes séchées en vrac ou en sachets-doses (infusettes). Elles sont bues ou, plus rarement, employées en bains ou en lotions. Leur préparation est codifiée et leur emploi obéit à des règles simples. Il faut souvent couper assez finement les plantes pour que leurs principes actifs soient convenablement extraits.
On verse de l'eau bouillante sur la (ou les) plante(s) choisie(s), préalablement passée(s) rapidement sous l'eau froide pour être dépoussiérée(s), dans un récipient qui est ensuite couvert. Après 5 à 10 minutes en moyenne, le liquide obtenu est filtré.
La tisane se consomme dans la journée pour éviter le risque de pollution microbienne. On boira généralement 2 à 4 tasses par jour.

LES DÉCOCTIONS

Elles concernent les parties dures des plantes (racines, rhizomes). On met la plante, préalablement dépoussiérée, à bouillir dans l'eau pendant 5 à 10 minutes en moyenne, puis le liquide obtenu est filtré.

LA POSOLOGIE

Elle varie de 5 à 20 g de plante par litre d'eau. La mesure se fait au moyen d'une cuillère à soupe, laquelle contient entre 2 et 10 g de plante, selon la densité.

LES MÉLANGES DE PLANTES

Les mélanges de plantes doivent être réalisés avec rigueur. On veillera notamment à :
– ne pas dépasser 6 plantes ;
– mélanger des plantes à indications identiques ou complémentaires ;
– associer des organes végétaux de densité voisine pour obtenir un mélange bien homogène ;
– utiliser des parties molles (feuilles, fleurs) en infusion et des parties dures (racines, rhizomes) en décoction.
En général, on divise la posologie globale par le nombre de plantes utilisées à parts égales.

LES INHALATIONS

Elles consistent à respirer en atmosphère confinée une préparation aromatique. Celle-ci est obtenue par ajout de substances volatiles (souvent des huiles essentielles en émulsion) dans de l'eau très chaude.

LE CAHIER DES PLANTES ANTI-TABAC

Vous trouverez dans cette partie la description et les conseils d'utilisation des plantes recommandées par le phytothérapeute pour gérer les troubles liés au sevrage tabagique. Quinze d'entre elles ont la particularité de répondre à plusieurs symptômes à la fois et vous choisirez parmi elles celles qui seront *vos plantes ressources*. Les autres, *les plantes d'appoint*, seront des aides ponctuelles en fonction des difficultés particulières que vous pourrez rencontrer. Elles pourront aussi être utilisées pour renforcer l'action des plantes ressources en agissant en synergie ou en alternative en cas de contre-indication.

CHARDON-MARIE

Silybum marianum, Astéracées

On l'appelle aussi : *chardon Notre-Dame, chardon argenté, chardon marbré, silybe de Marie, épine blanche.*

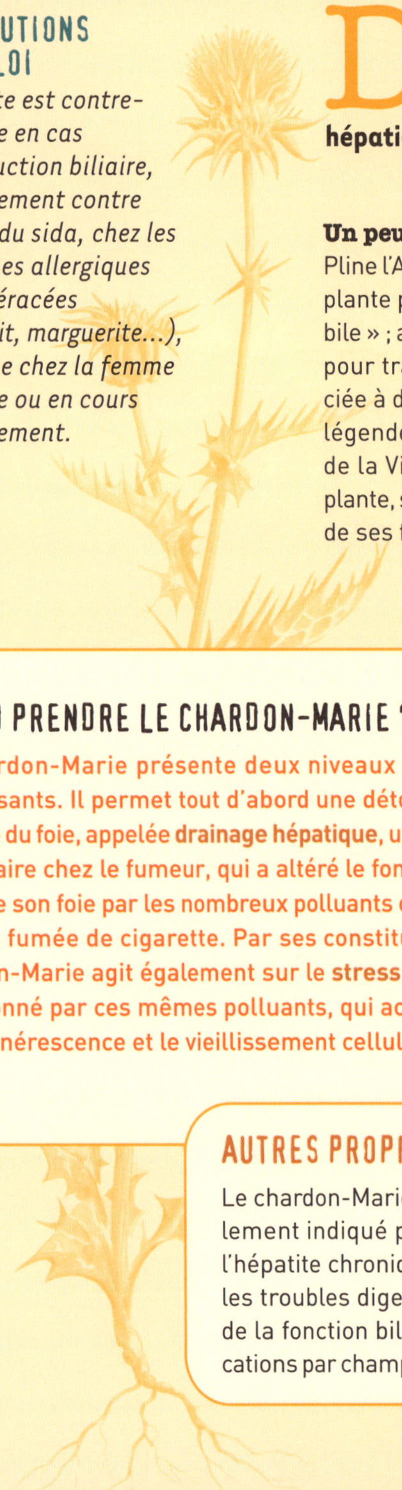

PRÉCAUTIONS D'EMPLOI

La plante est contre-indiquée en cas d'obstruction biliaire, de traitement contre le virus du sida, chez les personnes allergiques aux Astéracées (pissenlit, marguerite...), ainsi que chez la femme enceinte ou en cours d'allaitement.

Depuis l'Antiquité, le chardon-Marie est réputé pour traiter les troubles du foie. C'est une plante incontournable du drainage et de la détoxication hépatique à l'arrêt du tabac.

Un peu d'histoire

Pline l'Ancien mentionnait déjà cette plante pour « éliminer les excès de bile » ; au Moyen Âge, on l'employait pour traiter la « bile noire » associée à des maladies hépatiques. La légende veut qu'une goutte du lait de la Vierge Marie, tombée sur la plante, soit à l'origine de la marbrure de ses feuilles.

Comment le reconnaître ?

Cette plante herbacée, à l'allure de chardon, présente une tige robuste, qui peut atteindre 1,50 m. Ses feuilles sont luisantes, bordées de dents épineuses très piquantes et marbrées de blanc le long des nervures. Les fleurs en capitules sont rouge pourpré. Le fruit est un akène noir marbré de jaune. Répandu dans toute l'Europe, le chardon-Marie aime les sols secs et les endroits chauds et ensoleillés. Il est cultivé pour l'usage thérapeutique.

Parties utilisées

Les fruits,
les feuilles.

Principaux constituants

La silymarine, mélange constitué de plusieurs dérivés dont le plus actif est la silybine. Ces composés sont antioxydants et aident à régénérer le foie.

QUAND PRENDRE LE CHARDON-MARIE ?

Le chardon-Marie présente deux niveaux d'action intéressants. Il permet tout d'abord une détoxication efficace du foie, appelée **drainage hépatique**, une phase nécessaire chez le fumeur, qui a altéré le fonctionnement de son foie par les nombreux polluants contenus dans la fumée de cigarette. Par ses constituants, le chardon-Marie agit également sur le **stress oxydatif** occasionné par ces mêmes polluants, qui accélèrent la dégénérescence et le vieillissement cellulaires.

AUTRES PROPRIÉTÉS

Le chardon-Marie est traditionnellement indiqué pour lutter contre l'hépatite chronique et la cirrhose, les troubles digestifs, les troubles de la fonction biliaire et les intoxications par champignons vénéneux.

LE SAVEZ-VOUS ?

Les jeunes feuilles de chardon-Marie étaient autrefois consommées en salade, préparées comme des épinards, et les jeunes pousses comme des asperges.

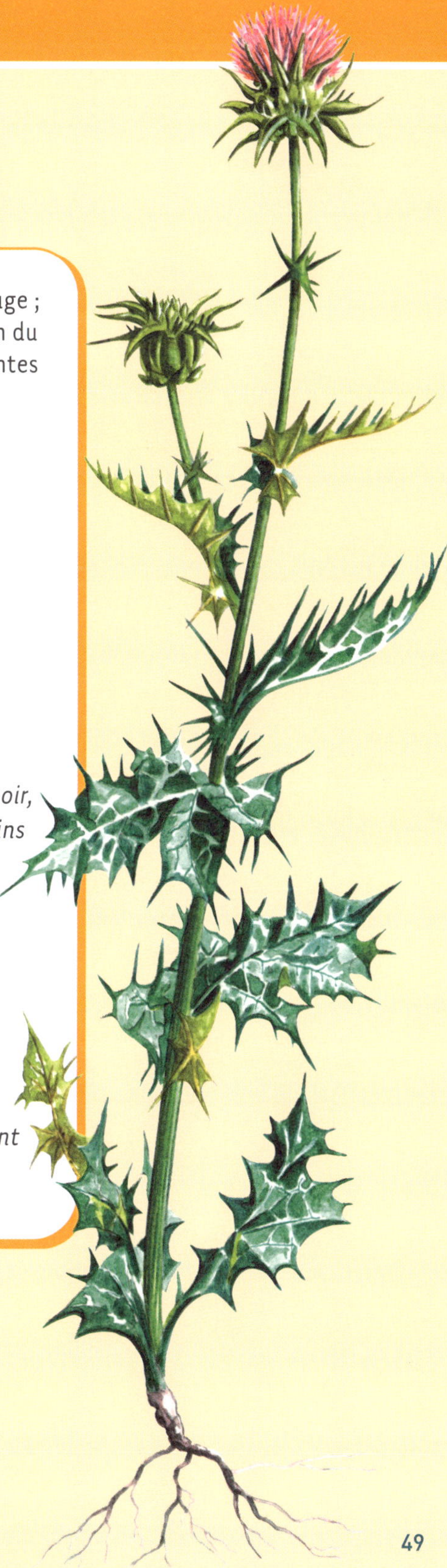

LES CONSEILS DU PHYTOTHÉRAPEUTE

Le chardon-Marie peut être utilisé à différentes phases : durant le sevrage ; avant même de le commencer pour renforcer les capacités d'élimination du foie ; ou en fin de sevrage tabagique, afin d'éviter d'utiliser trop de plantes en même temps en cours de traitement.
Le drainage hépatique est volontiers conseillé aux personnes sous médicaments, les molécules de synthèse sollicitant toujours le foie, et à celles qui présentent une « fragilité » à ce niveau.
Un traitement d'au moins 1 mois est préconisé.

PAR VOIE INTERNE

TEINTURE MÈRE TM :

> **50 gouttes**

À prendre matin et soir dans un verre d'eau, avant les repas.

ou

EXTRAIT SEC :

> **en gélules de 100 mg**

Prendre 1 gélule matin, midi et soir, avant les repas, pendant au moins 1 mois.

ou

POUDRE TOTALE :

> **en gélules de 300 mg**

Prendre 2 gélules matin, midi et soir, avant les repas, pendant au moins 1 mois.

ou

FORME PHARMACEUTIQUE (EXTRAIT TITRÉ EN SILYMARINE) LÉGALON® :

> **en comprimés de 70 mg**

Prendre 2 comprimés 3 fois par jour, avant les repas, pendant au moins 1 mois.

CHICORÉE

Cichorium intybus, Astéracées

On l'appelle aussi : *chicorée amère, chicorée commune, chicorée sauvage, chicorée des champs, cheveux-de-paysan, barbe-de-capucin, écoubette, herbe à café, yeux-de-chat.*

PRÉCAUTIONS D'EMPLOI

La chicorée est contre-indiquée chez les personnes allergiques aux Astéracées (pissenlit, marguerite...). Elle peut stimuler l'appétit et la reprise de poids chez les personnes dont l'alimentation n'est pas équilibrée.

Les feuilles et les racines de la chicorée sont tout à fait intéressantes pour favoriser un drainage rénal et aider ainsi les reins à évacuer les toxines accumulées au cours de l'intoxication tabagique.

Un peu d'histoire

Les Anciens attribuaient déjà à la chicorée diverses propriétés médicinales et elle fit rapidement partie de la pharmacopée d'un grand nombre de pays. Elle fut d'abord récoltée à l'état sauvage et utilisée pour son effet dépuratif. Sous Charlemagne, elle était cultivée dans les potagers, mais la culture en vue de l'alimentation ne s'est vraiment développée qu'à partir du XVIIe siècle.

Comment la reconnaître ?

Plante herbacée vivace de 50 cm à 1 m de hauteur, la chicorée présente des tiges ramifiées. Les fleurs, d'un bleu très vif (parfois roses ou blanches), sont groupées en capitules. Les feuilles très découpées sont velues sur la face intérieure. La plante sécrète un latex. La chicorée a colonisé la majorité des climats tempérés de la planète, s'installant volontiers en bordure des chemins, dans les champs en friche et sur les terrains caillouteux. On la cultive à peu près partout de nos jours.

Parties utilisées

Les parties aériennes,
les racines (surtout),
les graines (parfois).

Principaux constituants

La racine et les parties aériennes contiennent un latex et 45 à 60 % d'inuline, un principe amer qui fournit un milieu favorable au bon fonctionnement de l'intestin. Les racines renferment des lactones sesquiterpéniques, des triterpènes et des acides phénols.

QUAND PRENDRE LA CHICORÉE ?

La chicorée présente un intérêt dans le sevrage tabagique pour ses **propriétés dépuratives**, qui ont une action de drainage au niveau du foie et des reins, ainsi que pour son **action laxative** modérée.

AUTRES PROPRIÉTÉS

La chicorée est traditionnellement utilisée pour abaisser le taux de lipides sanguins, stimuler l'appétit, combattre les troubles gastriques fonctionnels (ballonnements, lenteur digestive, flatulences, etc.) et participer à l'équilibre de la flore intestinale.
Par voie externe, elle est traditionnellement utilisée dans le traitement de la goutte et de diverses dermatoses.

LES CONSEILS DU PHYTOTHÉRAPEUTE

L'utilisation de la chicorée peut intervenir à partir de la 6e semaine de sevrage, pendant une durée de 1 mois, pour effectuer le drainage hépatorénal, toujours conseillé après une longue intoxication au tabac.
La plante peut être prise plus tôt et ponctuellement (10 jours) en cas de désordres digestifs.

PAR VOIE INTERNE

INFUSION :

> laisser infuser 4 g de racines écrasées dans 150 ml d'eau bouillante pendant 10 min, puis filtrer

Boire 1 tasse par jour, pendant 1 mois (dosage convenant pour tous les usages mentionnés).

ou

TEINTURE MÈRE TM :

> 50 gouttes

À prendre dans un verre d'eau matin et soir, avant les repas.

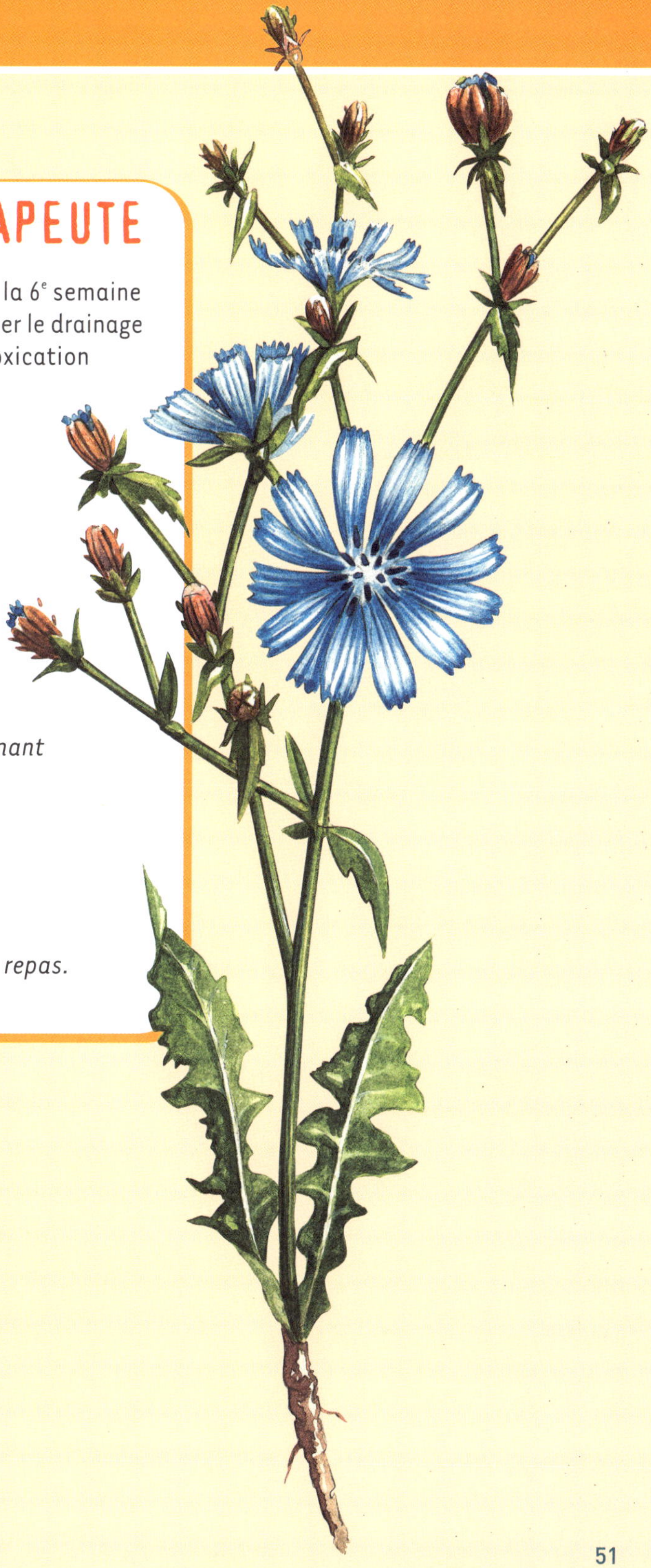

LE SAVEZ-VOUS ?

La racine séchée et torréfiée de la chicorée sert à préparer un succédané de café utile aux personnes qui sont sensibles à la caféine.
Les feuilles se consomment en salade, la racine cuite en légume.

ÉCHINACÉE

Echinacea angustifolia, E. purpurea, Astéracées

On l'appelle aussi : *rudbeckie pourpre, fleur à hérisson (ne pas confondre avec le rudbeckia).*

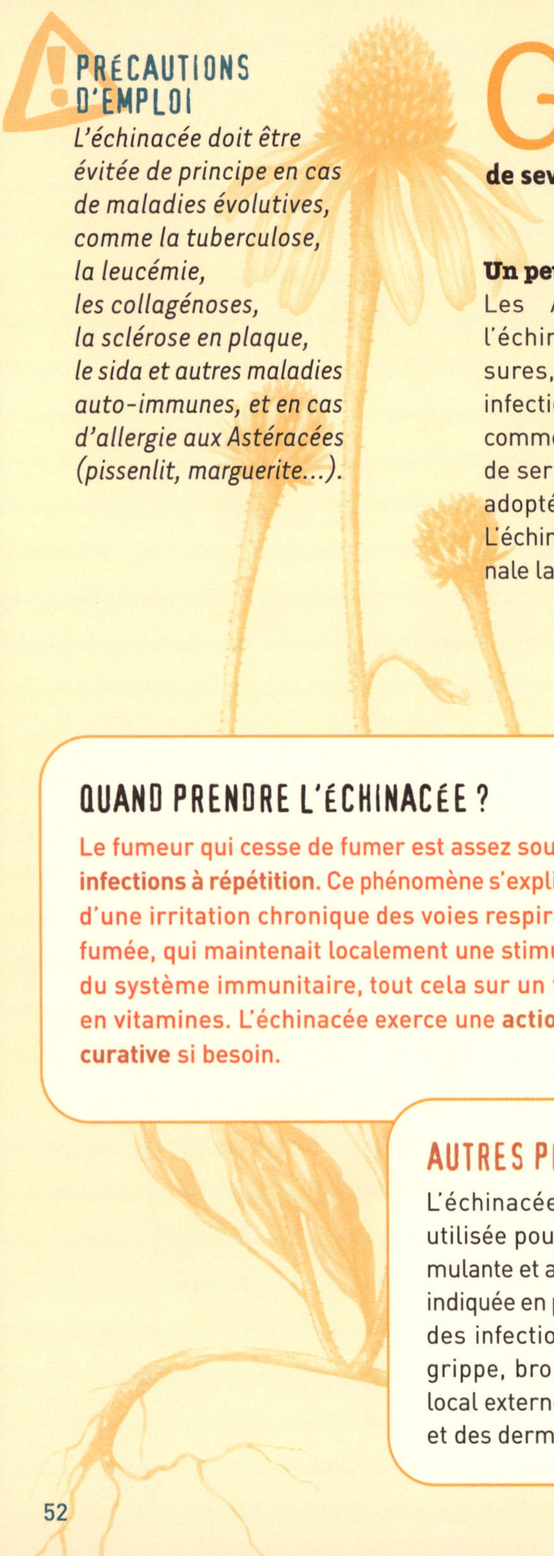

PRÉCAUTIONS D'EMPLOI

L'échinacée doit être évitée de principe en cas de maladies évolutives, comme la tuberculose, la leucémie, les collagénoses, la sclérose en plaque, le sida et autres maladies auto-immunes, et en cas d'allergie aux Astéracées (pissenlit, marguerite...).

Grâce à ses propriétés immunostimulantes, l'échinacée contribue efficacement à renforcer les capacités de défense de l'organisme, diminuées durant la période de sevrage tabagique.

Un peu d'histoire

Les Amérindiens employaient l'échinacée pour traiter les blessures, les piqûres d'insectes, les infections et les maux de dents, et comme antidote après une morsure de serpent. En Europe, elle fut vite adoptée pour soigner les rhumes. L'échinacée serait la plante médicinale la plus vendue aux États-Unis.

Comment la reconnaître ?

L'échinacée atteint 50 à 90 cm de hauteur. Il en existe plusieurs espèces, dont 3 sont cultivées à usage médicinal : *Echinacea purpurea*, *Echinacea angustifolia* et *Echinacea pallida*. Les inflorescences sont des grands capitules roses, blancs ou pourpres, avec disque central conique brun orangé, qui s'épanouissent en été. Originaire des plaines d'Amérique du Nord, la plante se cultive facilement en Europe dans les endroits ensoleillés au sol riche et bien drainé.

Parties utilisées

La racine,
la plante entière.

Principaux constituants

Des dérivés de l'acide caféique, des alkylamides, des polysaccharides aux propriétés stimulantes sur l'immunité, une huile essentielle et des terpènes.

QUAND PRENDRE L'ÉCHINACÉE ?

Le fumeur qui cesse de fumer est assez souvent sujet à des **infections à répétition**. Ce phénomène s'explique par la perte d'une irritation chronique des voies respiratoires due à la fumée, qui maintenait localement une stimulation continue du système immunitaire, tout cela sur un terrain carencé en vitamines. L'échinacée exerce une **action préventive et curative** si besoin.

AUTRES PROPRIÉTÉS

L'échinacée est traditionnellement utilisée pour son activité immunostimulante et anti-inflammatoire. Elle est indiquée en prévention et en traitement des infections respiratoires (rhinite, grippe, bronchite), et en traitement local externe des cicatrisations lentes et des dermatites.

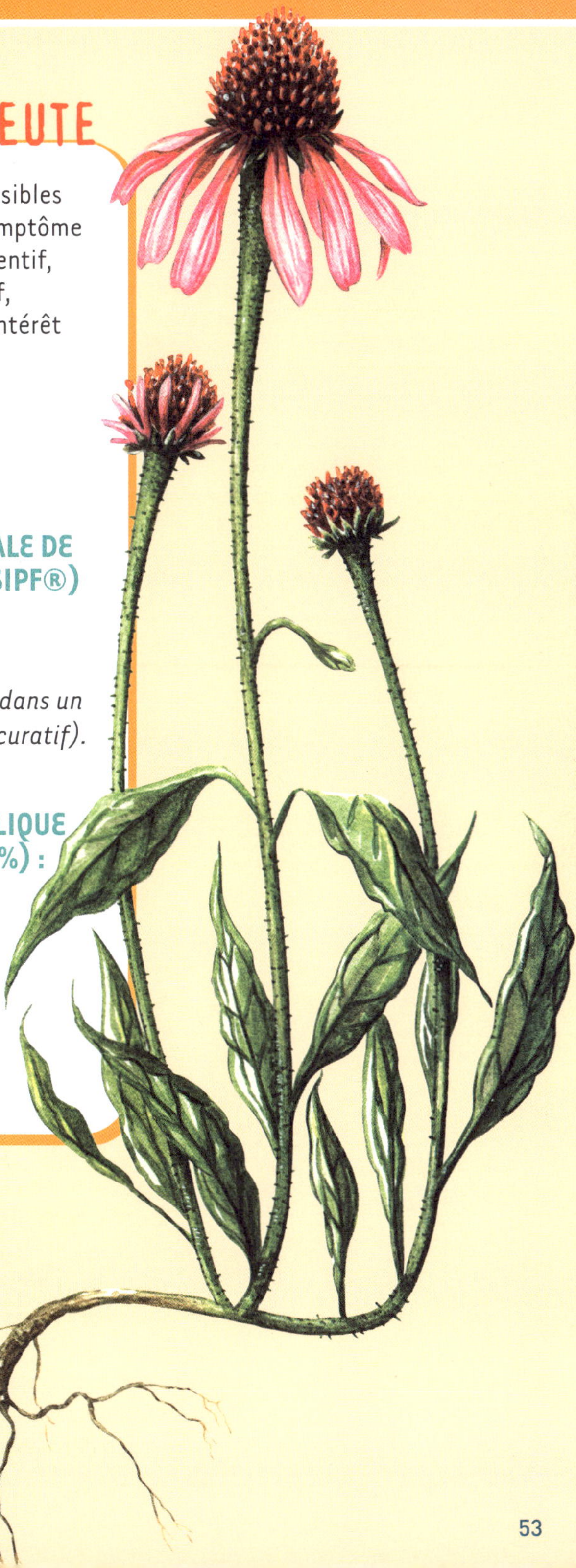

LES CONSEILS DU PHYTOTHÉRAPEUTE

L'échinacée est indiquée en prévention chez les personnes sensibles aux infections, mais aussi en cas d'infection installée. Tout symptôme persistant doit conduire à consulter son médecin. À titre préventif, on la prendra 10 jours par mois pendant 3 mois ; à titre curatif, pendant la durée des troubles. On peut aussi l'associer avec intérêt à l'églantier, riche en vitamine C.

PAR VOIE INTERNE

INFUSION :

> **laisser infuser 1/2 cuillerée à café rase (2,5 g) de racines et de plantes écrasées dans 250 ml d'eau bouillante pendant 10 min, puis filtrer**

Boire chaud, 3 ou 4 fois par jour (traitement curatif).

ou

TEINTURE MÈRE TM :

> **50 gouttes**

À prendre 1 fois par jour dans un verre d'eau (traitement préventif) ou 2 fois par jour (traitement curatif).

ou

SUSPENSION INTÉGRALE DE PLANTES FRAÎCHES (SIPF®) (E. PURPUREA) :

> **1 cuillerée à café**

À prendre 2 fois par jour dans un verre d'eau (traitement curatif).

ou

EXTRAIT TITRÉ ALCOOLIQUE (TEINTURE PURE À 65 %) :

> **5 gouttes**

À prendre 1 fois par jour dans un verre d'eau (traitement préventif) ou 2 fois par jour (traitement curatif).

LE SAVEZ-VOUS ?

L'échinacée est d'utilisation très courante en Allemagne, où ses propriétés sont validées. On y trouve plus de 300 produits à base d'échinacée sous de multiples formes.

ÉGLANTIER

Rosa canina, Rosacées

On l'appelle aussi : *rosier des chiens, rosier sauvage, rosier des haies.*

PRÉCAUTIONS D'EMPLOI

L'églantier n'a pas de contre-indication connue quand on l'emploie aux doses indiquées. Il peut toutefois favoriser l'appétit et une prise de poids.

Sa haute teneur en vitamine C, plus élevée que celle de l'orange, fait de l'églantier une plante tonique, qui sera une aide précieuse pour lutter contre la fatigue et les « coups de pompe » durant le sevrage. L'églantier est également intéressant pour stimuler les défenses naturelles mises à mal par l'intoxication tabagique.

Un peu d'histoire

L'églantier, plante sans doute très ancienne, était jadis censé protéger des morsures des chiens enragés ; son nom botanique, *Rosa canina*, signifie d'ailleurs « rose de chien ». Autrefois, on l'appelait aussi « gratte-cul », car les enfants utilisaient les fruits, ou cynorrhodons, comme poil à gratter... Au cours de l'histoire, l'églantier a surtout été employé pour traiter les infections, notamment la grippe, tandis que les fleurs étaient parfois employées en masques de beauté pour resserrer les pores de la peau.

Comment le reconnaître ?

L'églantier est un arbrisseau épineux de 1 à 3 m de hauteur, à fleurs blanc rosé. Lorsqu'il est mûr, le réceptacle de la fleur devient rouge et prend le nom de cynorrhodon. Ses fruits persistent tout l'hiver sur les branches.

Parties utilisées

Les cynorrhodons.

Principaux constituants

Les fruits de l'églantier, les cynorrhodons, contiennent beaucoup d'acide L ascorbique, ou vitamine C, et de vitamine B2, ainsi que des composés phénoliques, des tanins, divers acides organiques et des pectines.

QUAND PRENDRE L'ÉGLANTIER ?

L'églantier aura un **effet stimulant** sur les candidats au sevrage, toujours carencés, notamment en vitamine C, et sujets aux infections répétées ou en proie à une fatigue générale. On peut également signaler son intérêt dans la lutte contre le **stress oxydatif**.

AUTRES PROPRIÉTÉS

L'églantier est traditionnellement utilisé pour lutter contre le manque d'appétit, les refroidissements, la carence en vitamine C, la diarrhée et les infections grippales.

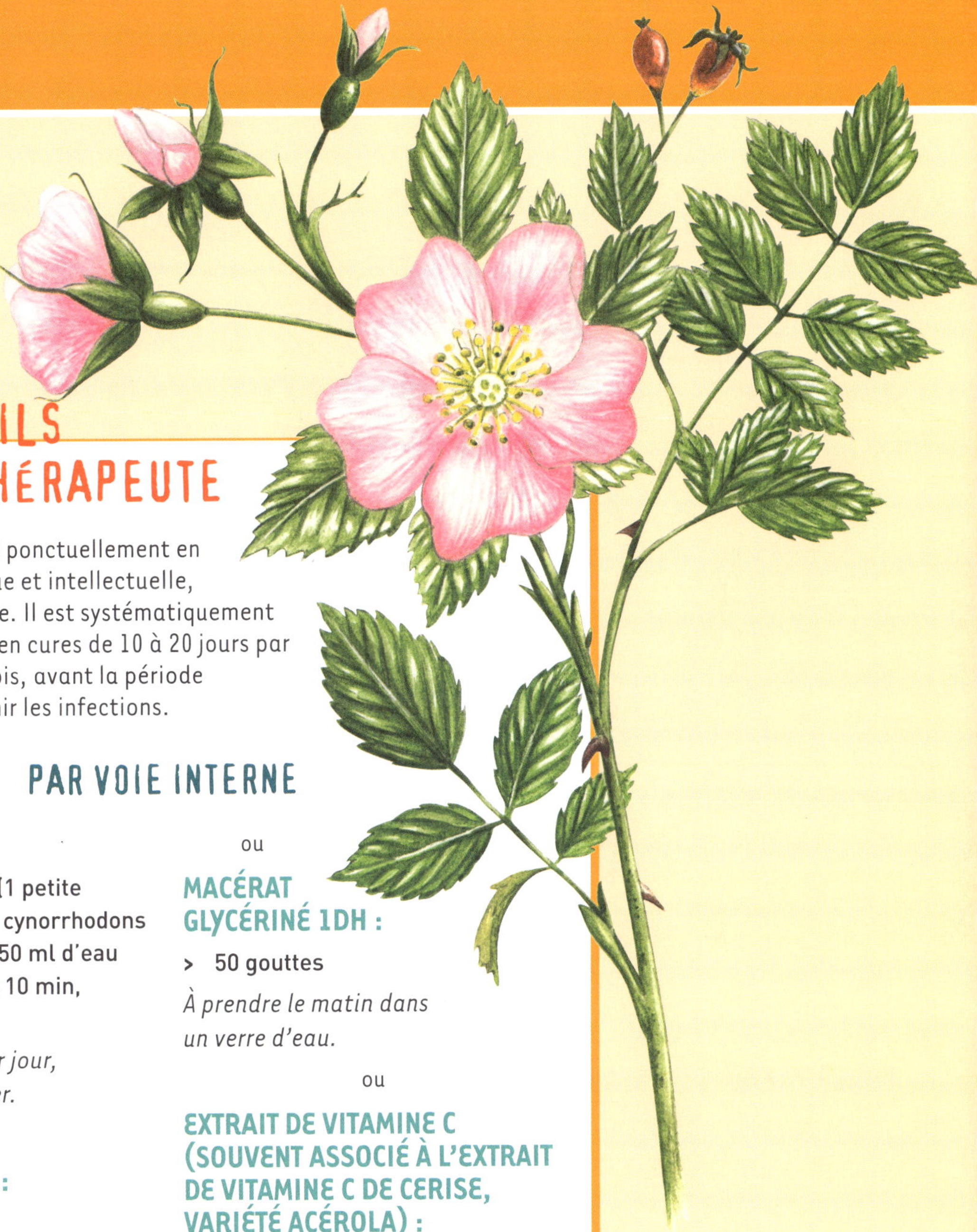

LES CONSEILS DU PHYTOTHÉRAPEUTE

L'églantier est indiqué ponctuellement en cas de fatigue physique et intellectuelle, tout au long de l'année. Il est systématiquement associé à l'échinacée en cures de 10 à 20 jours par mois pendant 2 à 3 mois, avant la période hivernale, pour prévenir les infections.

PAR VOIE INTERNE

INFUSION :

> **laisser infuser 2 g (1 petite cuillerée à café) de cynorrhodons fragmentés dans 250 ml d'eau bouillante pendant 10 min, puis filtrer**

Boire 1 tasse 2 fois par jour, le matin et au déjeuner.

ou

TEINTURE MÈRE TM :

> **50 gouttes**

À prendre le matin dans un verre d'eau.

ou

MACÉRAT GLYCÉRINÉ 1DH :

> **50 gouttes**

À prendre le matin dans un verre d'eau.

ou

EXTRAIT DE VITAMINE C (SOUVENT ASSOCIÉ À L'EXTRAIT DE VITAMINE C DE CERISE, VARIÉTÉ ACÉROLA) :

> **en comprimés de 500 mg**

Prendre jusqu'à 4 comprimés par jour, 2 comprimés le matin et 2 à midi.

ÉLEUTHÉROCOQUE

Eleutherococcus senticosus, Araliacées

***On l'appelle aussi :** ginseng de Sibérie, ginseng des Russes, buisson du diable, plante secrète des Russes, racine de la taïga.*

PRÉCAUTIONS D'EMPLOI

L'éleuthérocoque est contre-indiqué pendant la grossesse et chez l'enfant avant la puberté, ainsi qu'en cas d'hypertension artérielle ou de traitement anticoagulant.
Il peut avoir des effets indésirables (rares aux doses préconisées) : tachycardie, insomnie, palpitations, augmentation de la tension artérielle.

L'éleuthérocoque a des vertus stimulantes. Sa capacité à renforcer la résistance de l'organisme et à l'aider à surmonter les épreuves qu'il subit durant le sevrage en fait une plante précieuse.

Un peu d'histoire
Les Chinois et les Russes apprécient de longue date l'éleuthérocoque, auquel ils attribuent le pouvoir d'accroître la longévité, d'améliorer l'appétit et la mémoire et d'être bénéfique pour la santé en général. De nombreux essais cliniques ont prouvé ses actions, notamment son effet adaptogène (c'est-à-dire qui permet la meilleure adaptation possible face aux agressions en général : climatiques, microbiennes, psychiques, etc.).

Comment le reconnaître ?
L'éleuthérocoque est un arbuste à feuilles caduques de 2 à 3 m de hauteur aux tiges épineuses ou soyeuses, couvertes d'une écorce grise. Les feuilles composées et palmées sont dotées d'un long pétiole. Les petites fleurs, de couleur jaune verdâtre (femelles) ou violette (mâles), sont réunies en ombelles globuleuses terminales. Les fruits, semblables à des baies, sont noirs et charnus. Originaire de Sibérie et du nord de la Chine, cet arbuste aime les sols friables, humides et bien drainés, et les situations bien ensoleillées.

Parties utilisées
La racine.

Principaux constituants
Des polysaccharides, des hétéroglycanes, aux propriétés stimulantes, des éleuthérosides (aux propriétés proches des ginsénosides du ginseng), des éleuthéranes et des substances diverses.

QUAND PRENDRE L'ÉLEUTHÉROCOQUE ?

Comme le ginseng, l'éleuthérocoque **aide l'organisme à s'adapter aux situations difficiles liées à l'envie de fumer.** Il améliore la **mémoire** et la **concentration intellectuelle.** Il renforce les **défenses naturelles** et contribue à éviter les infections à répétition, fréquentes en période de sevrage. Il augmente la **résistance physique** (meilleure consommation d'oxygène durant l'effort) et permet à l'ex-fumeur de reprendre une activité sportive dans de meilleures conditions. Il peut agir comme **stimulant de la libido masculine,** parfois en berne durant le sevrage, à condition de l'utiliser au maximum 3 mois de suite.

AUTRES PROPRIÉTÉS

La racine d'éleuthérocoque est traditionnellement utilisée pour ses propriétés antistress, stimulantes du système nerveux central, antifatigue, hypoglycémiantes et hypocholestérolémiantes.

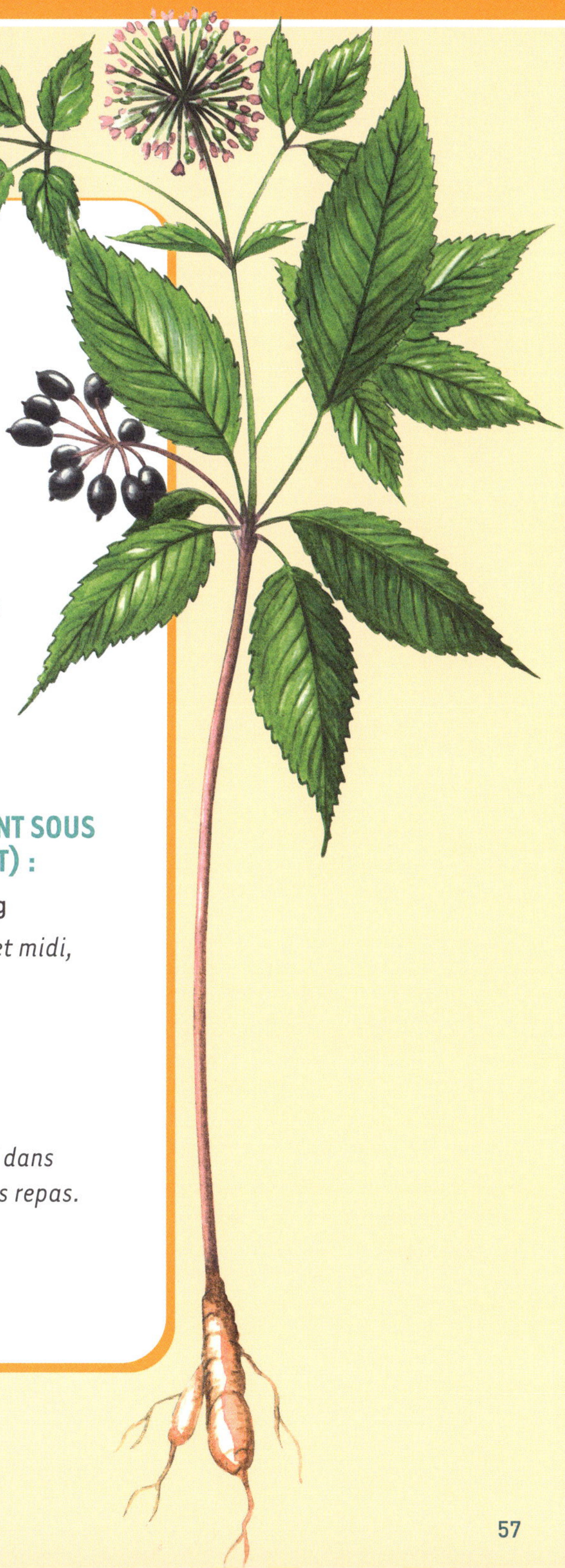

LES CONSEILS DU PHYTOTHÉRAPEUTE

L'éleuthérocoque s'utilise comme le ginseng. En l'absence de contre-indication, prenez-en systématiquement pendant les 4 à 8 premières semaines du sevrage. Une cure de 30 jours (jamais plus de 3 mois) est conseillée durant la période préhivernale, mais aussi en cas d'envie de fumer persistante, de troubles de la mémoire, d'infections à répétition, de reprise d'une activité physique ou de baisse de la libido.
Diminuez les doses sans attendre ou arrêtez le traitement si une tachycardie ou une hypertension artérielle survient.
Vous pouvez associer l'éleuthérocoque et le ginseng en divisant les doses de chacun par deux.

PAR VOIE INTERNE

DÉCOCTION :

> **faire bouillir 15 g de racines séchées concassées dans 1 litre d'eau, laisser macérer 12 heures et filtrer**

Boire 1 tasse le matin à jeun, 1 tasse en fin de matinée et 1 tasse en milieu d'après-midi.

ou

POUDRE TOTALE :

> **micronisée, et de préférence cryobroyée, en gélules de 300 mg**

Prendre 1 gélule avec un verre d'eau, matin et midi, avant les repas.

ou

EXTRAIT SEC (SOUVENT SOUS FORME DE NÉBULISAT) :

> **en gélules de 100 mg**

Prendre 1 gélule matin et midi, avant les repas.

ou

TEINTURE MÈRE TM :

> **40 gouttes**

À prendre matin et midi dans un verre d'eau, avant les repas.

ESCHSCHOLTZIA

Eschscholtzia californica, Papavéracées

On l'appelle aussi : *pavot de Californie, laurier de saint Antoine, globe du soleil.*

PRÉCAUTIONS D'EMPLOI

Il n'y a pas de contre-indication connue aux doses préconisées.

L'eschscholtzia, ou pavot de Californie, est intéressant pour ses vertus sédatives, anxiolytiques et antidépressives faibles. Il accompagne utilement le candidat à l'arrêt du tabac tout au long du sevrage.

Un peu d'histoire

Cette plante doit son nom compliqué à Johann Friedrich von Eschscholtz, botaniste qui la rapporta de Californie en Europe au début du XIXe siècle pour son intérêt décoratif. On rapporte que les Indiens de Californie en consommaient les feuilles bouillies. Ils les utilisaient aussi pour soulager la colique et le mal de dents, ou en cataplasme contre les ulcères. L'eschscholtzia appartient à la famille du pavot et présente des propriétés analogues, mais sans sa toxicité aux doses indiquées.

Comment le reconnaître ?

Plante vivace, annuelle ou bisannuelle selon le climat, l'eschscholtzia mesure 40 à 50 cm de hauteur environ. Les tiges sont couvertes de feuilles vert bleuté découpées en fines lanières et portent des fleurs solitaires jaunes ou jaune orangé, semblables à des coquelicots. Le fruit est une capsule. Originaire de Californie, l'eschscholtzia apprécie particulièrement les sols secs et sablonneux.

Parties utilisées

Les parties aériennes fleuries séchées,
la racine.

Principaux constituants

Des alcaloïdes (favorisant le sommeil), des flavonoïdes, des caroténoïdes.

QUAND PRENDRE L'ESCHSCHOLTZIA ?

L'eschscholtzia est sûrement la plante la plus indiquée pour les personnes chez qui le sevrage fait apparaître des **troubles du sommeil**. Son action concomitante sur l'**anxiété** et l'**émotivité** permet de l'utiliser dans la première période du sevrage, lors de l'arrêt plus ou moins progressif de la nicotine.

AUTRES PROPRIÉTÉS

L'eschscholtzia est traditionnellement utilisé pour ses propriétés sédatives, anxiolytiques et antispasmodiques.

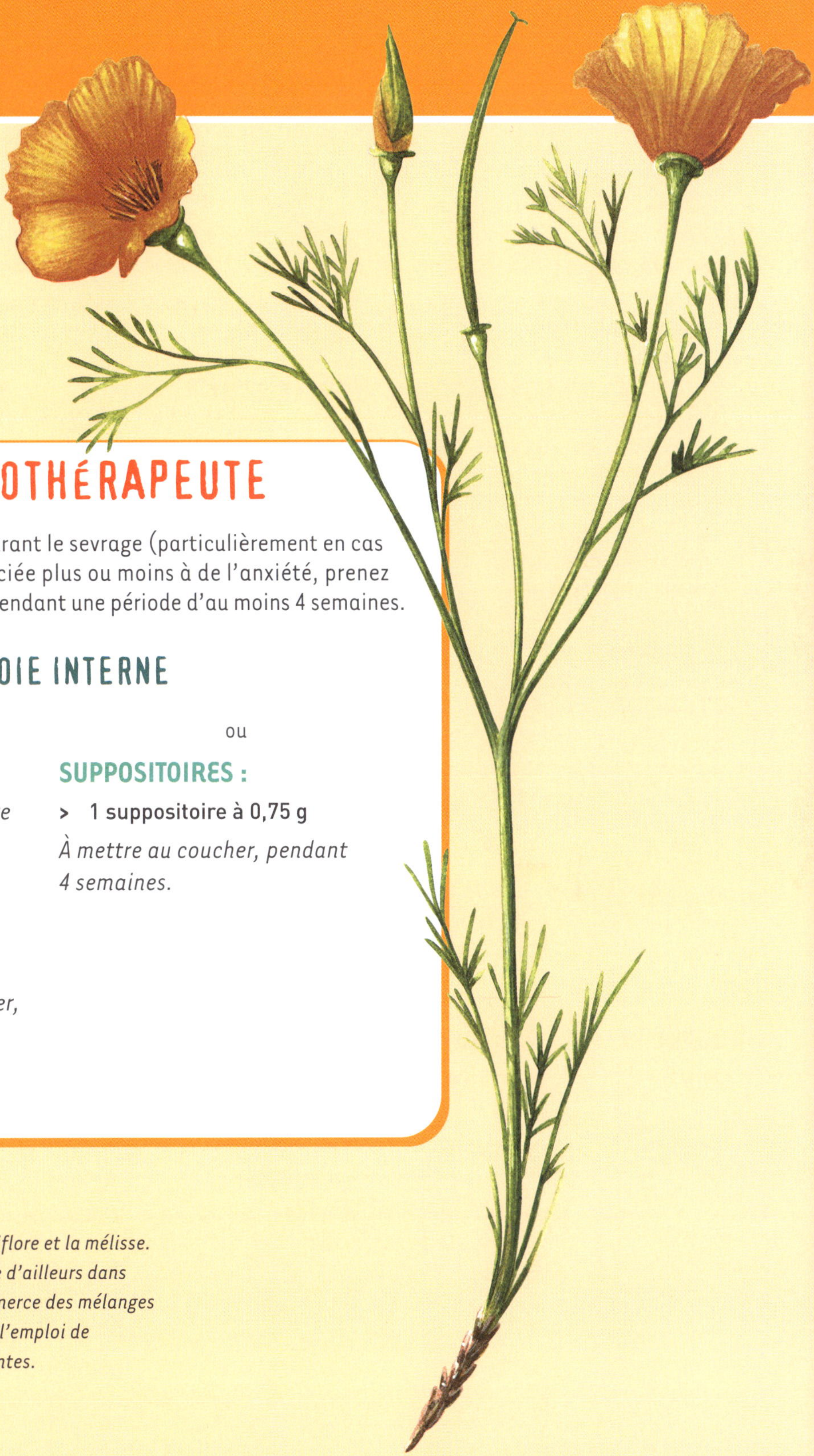

LES CONSEILS DU PHYTOTHÉRAPEUTE

En cas d'insomnie apparaissant durant le sevrage (particulièrement en cas de difficultés à s'endormir), associée plus ou moins à de l'anxiété, prenez de l'eschscholtzia sans attendre, pendant une période d'au moins 4 semaines.

PAR VOIE INTERNE

EXTRAIT FLUIDE :

> 1/2 cuillerée à café

À prendre au coucher dans un verre d'eau, pendant 4 semaines.

ou

TEINTURE MÈRE TM :

> 50 gouttes

À prendre au dîner, puis au coucher, dans un verre d'eau, pendant 4 semaines.

ou

SUPPOSITOIRES :

> 1 suppositoire à 0,75 g

À mettre au coucher, pendant 4 semaines.

LE SAVEZ-VOUS ?
L'eschscholtzia peut être utilisé en association avec d'autres plantes à visée sédative, comme la valériane, la passiflore et la mélisse. Il existe d'ailleurs dans le commerce des mélanges prêts à l'emploi de ces plantes.

FUCUS

Fucus vesiculosus, Fucacées

***On l'appelle aussi :** laitue marine, chêne marin, goémon, varech vésiculeux, fucus vésiculeux.*

PRÉCAUTIONS D'EMPLOI

Le fucus ne s'utilise que sous contrôle médical. La législation française stipule que tous les traitements complémentaires à base d'iode utilisés pour faciliter l'amaigrissement ou en laxatif ne doivent pas dépasser 120 microgrammes par jour. Le fucus est déconseillé en cas d'acné (aggravation possible). Il est contre-indiqué chez la femme enceinte ou qui allaite, ainsi qu'en cas d'hyperthyroïdie. Insomnie, palpitations, agitation apparaissant en cours de traitement peuvent indiquer une hyperactivité de la thyroïde par surcharge en iode ; consulter impérativement un médecin sans attendre. Le fucus doit être évité avec l'amiodarone et le lithium, et pris avec précaution avec les médicaments qui réduisent le taux de sucre dans le sang (hypoglycémiants).

Parmi les effets secondaires du sevrage, la prise de quelques kilos est fréquente et redoutée. La prise de fucus, sous contrôle médical et associée à des règles d'hygiène et de diététique, peut s'avérer alors un bon recours.

Un peu d'histoire

Le fucus a connu maints usages au cours de l'histoire : il a servi de combustible, d'engrais, d'aliment pour le bétail, puis de complément nutritif et de plante médicinale pour l'homme. On en tire l'alginine, employée comme liant dans les charcuteries, les crèmes glacées et divers desserts, mais aussi comme excipient dans l'industrie pharmaceutique. Les Japonais et les végétariens incluent diverses algues, dont le varech, dans leur régime alimentaire.

Comment le reconnaître ?

Le fucus est une algue brune fourchue très reconnaissable par les vésicules remplies d'air qui lui servent de flotteurs. Il s'accroche sur les rochers de nos côtes par des crampons. Il est récolté toute l'année sur les côtes de l'Atlantique Nord et de la Manche. Les algues, arrachées des rochers ou ramassées à marée basse sur les plages découvertes, sont mises à sécher au soleil.

Parties utilisées

Le thalle.

Principaux constituants

Des phénols, des polysaccharides (acide alginique, aux propriétés coupe-faim et normalisatrices du transit), des minéraux, de l'iode (qui agit comme un substrat pour la fabrication des hormones thyroïdiennes).

QUAND PRENDRE LE FUCUS ?

Le fucus est utilisé comme **coupe-faim**, dans le cadre d'une alimentation équilibrée, car il diminue l'appétit en gonflant l'estomac et favorise le **transit intestinal** sans apport calorique, tout en résorbant la **graisse** et la **cellulite**.

AUTRES PROPRIÉTÉS

Le fucus est traditionnellement employé pour protéger la muqueuse gastrique, stopper les hémorragies (alginate de calcium) et hydrater les peaux sèches en usage externe.

LES CONSEILS DU PHYTOTHÉRAPEUTE

Le fucus est utile pendant le sevrage en cas de troubles de l'appétit, de prise de poids ou de constipation. Le traitement ne doit pas excéder 1 mois et nécessite un contrôle médical (examen préalable de la thyroïde).

PAR VOIE INTERNE

INFUSION :

> **employer les sachets-doses proposés par certains laboratoires pharmaceutiques (l'apport en iode des infusions artisanales est trop variable)**

Suivre les indications données par le fabricant.

ou

SUSPENSION INTÉGRALE DE PLANTES FRAÎCHES (SIPF®) :

> **1 cuillerée à café**

À prendre 2 fois par jour dans un verre d'eau.

ou

TEINTURE MÈRE TM :

> **50 gouttes**

À prendre matin et soir dans un verre d'eau.

À noter : il existe également sur le marché des préparations pharmaceutiques à base d'alginate.

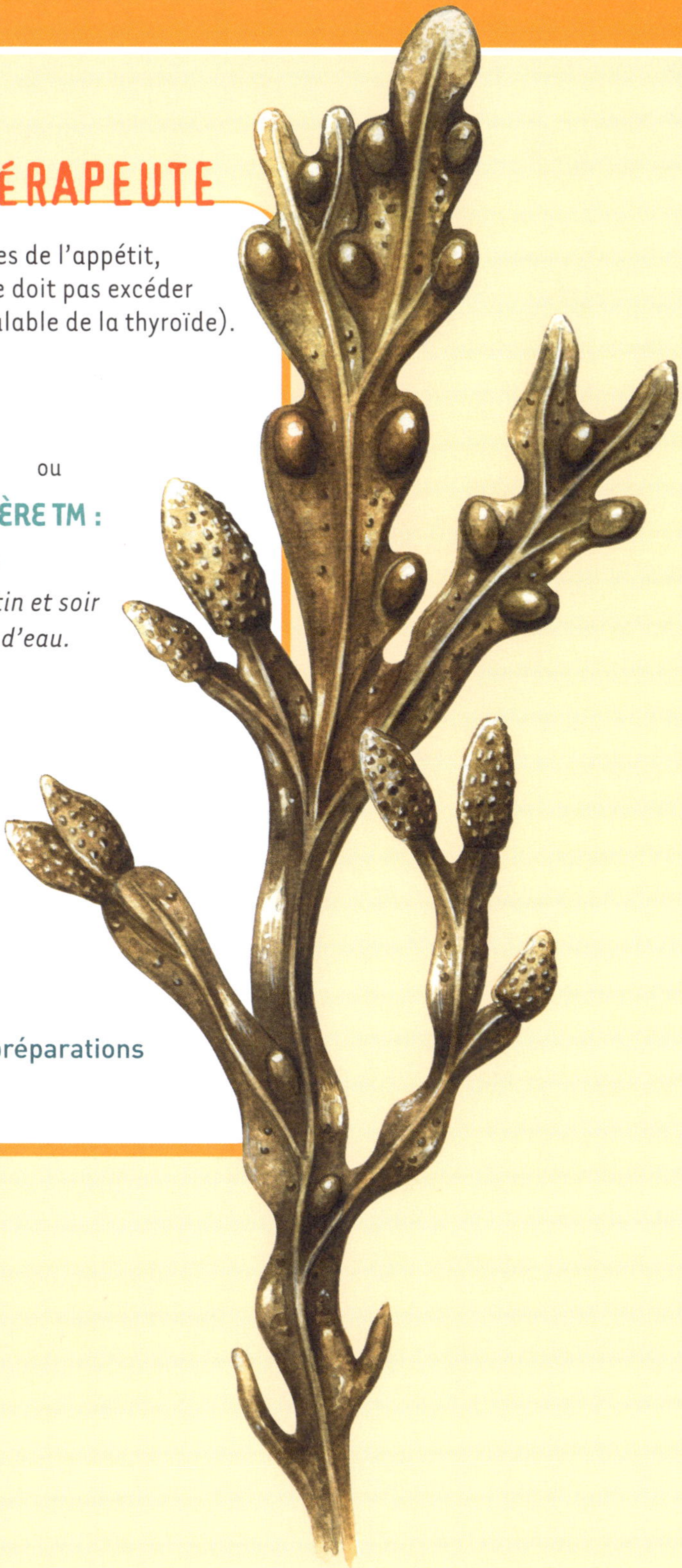

LE SAVEZ-VOUS ?
On a longtemps eu recours au fucus pour traiter l'hypothyroïdie et les goitres, ainsi que pour prévenir la carence en iode. Il est aujourd'hui déconseillé dans ces indications, en raison justement de sa teneur en iode très variable. L'acide alginique ou alginate contenu dans le fucus peut limiter les reflux acides en formant un gel protecteur des parois œsophagiennes et gastriques et peut agir à la manière d'un laxatif par ses fibres solubles.

GINKGO

Ginkgo biloba, Ginkgoacées

On l'appelle aussi : *arbre aux quarante écus.*

L'extrait de feuille de ginkgo constitue la base de différentes spécialités pharmaceutiques et ses potentialités sont attestées par de très nombreux travaux scientifiques. Si cette plante est surtout utilisée pour son action sur la mémoire, la cognition et la concentration, ses constituants lui confèrent aussi des propriétés antioxydantes salutaires sur un terrain tabagique.

PRÉCAUTIONS D'EMPLOI

Il n'a pas de contre-indication connue et les effets secondaires sont rares et bénins. Par précaution, on recommandera aux personnes hémophiles ou devant subir une intervention chirurgicale d'éviter de prendre du ginkgo, en raison de son action de fluidifiant sanguin.

Un peu d'histoire

Le ginkgo est présent sur terre depuis plus de 200 millions d'années. Originaire de Chine, il fut introduit en Europe au XVIIIe siècle pour ses qualités ornementales. Les médecins chinois l'utilisent dans les pathologies pulmonaires ; en Inde, c'est un élixir de longue vie. Seul rescapé de sa famille, très résistant, il a survécu aux températures extrêmes et est un des rares végétaux à avoir résisté à la bombe d'Hiroshima au point zéro, zone de l'impact de l'explosion. Il peut vivre jusqu'à 1 000 ans.

Comment le reconnaître ?

Le ginkgo est un arbre pouvant atteindre 50 m de hauteur. Il résiste bien à la pollution des villes. Ses feuilles en éventail, bilobées, sont échancrées et présentent de nombreuses nervures. De couleur vert mat, elles virent au jaune vif en automne. Distincts des pieds mâles, les pieds femelles donnent des fruits à l'odeur nauséabonde. Le ginkgo est aujourd'hui fréquent dans les jardins publics. Il est cultivé en lignes pour les besoins de l'industrie pharmaceutique, notamment en France et aux États-Unis.

Parties utilisées

Les feuilles.

Principaux constituants

Des ginkgolides (sesquiterpènes et diterpènes) et des polyphénols constitués surtout de flavonoïdes.

QUAND PRENDRE LE GINKGO ?

Le ginkgo améliore toute la **microcirculation** sanguine, et notamment cérébrale, bien malmenée dans l'intoxication chronique au tabac. Il compense le déficit de nicotine pendant le sevrage et la perte de ses effets stimulants sur l'intellect en optimisant les **capacités de mémorisation et de concentration**. Il agit également sur le **stress oxydatif** occasionné par le tabagisme.

AUTRES PROPRIÉTÉS

Le ginkgo est traditionnellement utilisé pour améliorer la circulation sanguine et lutter contre le vieillissement cérébral (démence sénile, troubles de l'humeur, maladie d'Alzheimer), la perte de mémoire, les vertiges et les acouphènes.

LE SAVEZ-VOUS ?

Traditionnellement, les Chinois consommaient le fruit comme aliment et l'employaient comme médicament. Arbre sacré des temples chinois, le ginkgo symbolise le yin et le yang.

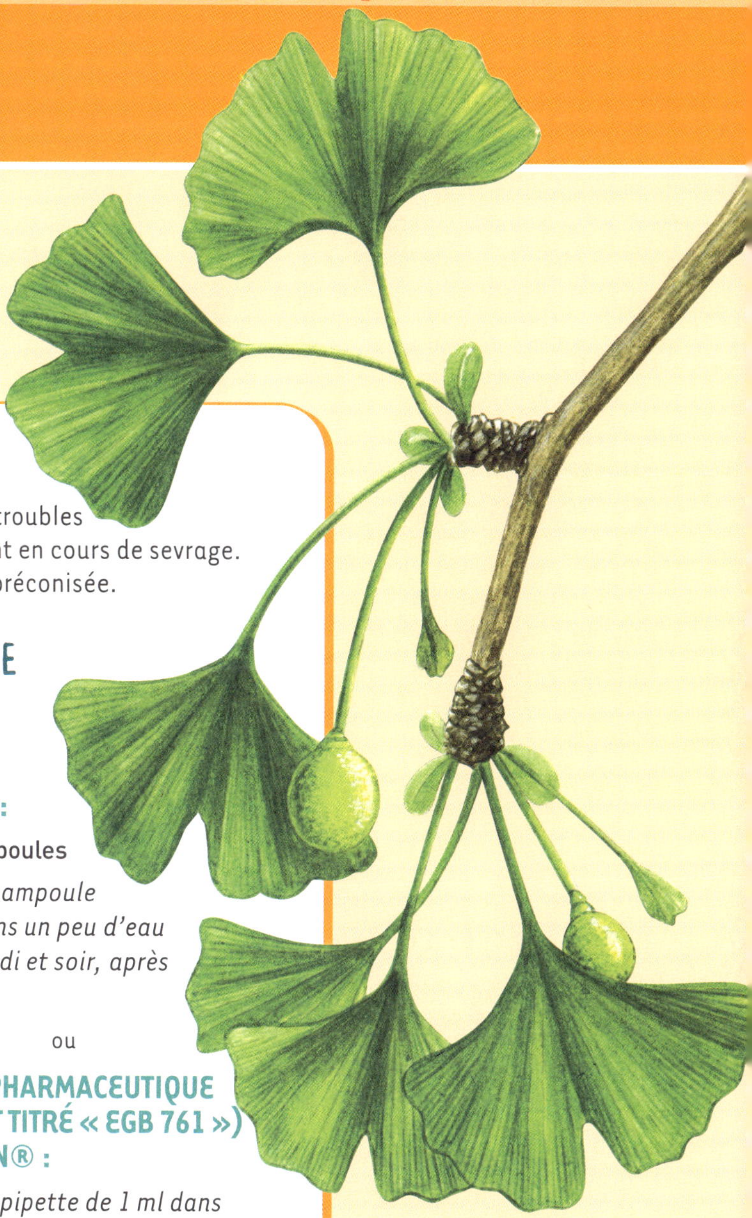

LES CONSEILS DU PHYTOTHÉRAPEUTE

Le ginkgo peut être employé à la demande si des troubles de la mémoire et de la concentration apparaissent en cours de sevrage. Une durée minimale de traitement d'un mois est préconisée.

PAR VOIE INTERNE

POUDRE TOTALE :

> **en gélules de 200 mg**

Prendre 2 gélules matin, midi et soir, au moment des repas.

ou

EXTRAIT SEC (NÉBULISAT) :

> **en gélules de 100 mg**

Prendre 1 gélule avec un verre d'eau matin et soir, au moment des repas.

ou

DÉCOCTION :

> **faire bouillir 40 g de feuilles séchées dans 1 litre d'eau pendant 1 heure, couvrir pendant l'ébullition, puis filtrer**

Boire 1 tasse matin, midi et soir, après les repas.

ou

EXTRAIT AQUEUX :

> **en ampoules**

Prendre 1 ampoule diluée dans un peu d'eau matin, midi et soir, après les repas.

ou

FORME PHARMACEUTIQUE (EXTRAIT TITRÉ « EGB 761 ») TANAKAN® :

Prendre 1 pipette de 1 ml dans un verre d'eau, 3 fois par jour, après les repas.

GINSENG

Panax ginseng (C. A. Meyer), Araliacées

On l'appelle aussi : *ginseng asiatique, ginseng coréen, ginseng chinois, panax de Chine.*

PRÉCAUTIONS D'EMPLOI

Le ginseng peut augmenter l'appétit et la prise de poids. Par principe, le traitement ne doit pas excéder 3 mois et la dose quotidienne ne doit pas dépasser l'équivalent de 3 g de racines. Le ginseng est contre-indiqué chez la femme enceinte ou en cours d'allaitement et chez l'enfant non pubère, ainsi que chez l'adulte souffrant d'hypertension artérielle, d'obésité, d'états nerveux avec insomnie, ou sous traitement anticoagulant.

Le ginseng est la plante la plus renommée en Asie. Elle est également parée de mille vertus en Occident, mais celles-ci ne sont pas toujours démontrées. Ses propriétés adaptogènes, qui permettent notamment de combattre l'effet du stress, d'origine physiologique ou psychique, sont d'une grande utilité dans le sevrage.

Un peu d'histoire

Le ginseng fait partie de la pharmacopée chinoise, qui l'utilise en médecine traditionnelle dans de nombreuses indications, depuis au moins 2 000 ans. L'espèce nord-américaine (*Panax quinquefolium*) a été introduite en Chine au XVIIIe siècle, où elle est aujourd'hui très prisée. Aux États-Unis et au Canada, le ginseng sauvage est en cours d'extinction et sa récolte est interdite.

Comment le reconnaître ?

Le ginseng est une plante vivace forestière de 60 à 80 cm de hauteur à maturité, qui croît lentement, sous les grands arbres feuillus. Les fleurs, réunies en minuscules ombelles blanchâtres, sont suivies de baies rouges. La forme de la racine rappelle celle du corps humain (ginseng signifie d'ailleurs « homme-racine » en chinois). Le ginseng est aujourd'hui cultivé en Chine, bien sûr, mais aussi en France, aux États-Unis et au Canada pour les besoins pharmaceutiques.

QUAND PRENDRE LE GINSENG ?

Plante **antistress** par excellence, le ginseng **aide l'organisme à s'adapter aux situations difficiles liées à l'envie de fumer**. Il améliore la **mémoire**, souvent perturbée pendant le sevrage, et permet d'accroître l'**effort intellectuel** (action synergique avec l'extrait de *Ginkgo biloba*), et donc de pallier l'effet stimulant intellectuel transitoire exercé par la nicotine chez les fumeurs.

Le ginseng exerce aussi une action stimulante sur les **défenses naturelles** et contribue à éviter les **infections** à répétition, fréquentes pendant et après le sevrage. Il augmente la **résistance physique** et permet à l'ex-fumeur fatigué physiquement de reprendre une activité sportive dans de meilleures conditions.

Il possède un **effet protecteur sur le foie**, organe malmené par les polluants de la fumée de cigarette. Enfin, il peut agir comme **stimulant de la libido masculine**, parfois en berne durant le sevrage, à condition de l'utiliser sur de courtes périodes, 3 mois au maximum.

AUTRES PROPRIÉTÉS

Le ginseng est traditionnellement employé pour stimuler la synthèse des protéines, combattre l'asthénie, améliorer les performances mentales ou physiques, faire baisser le taux de glycémie.

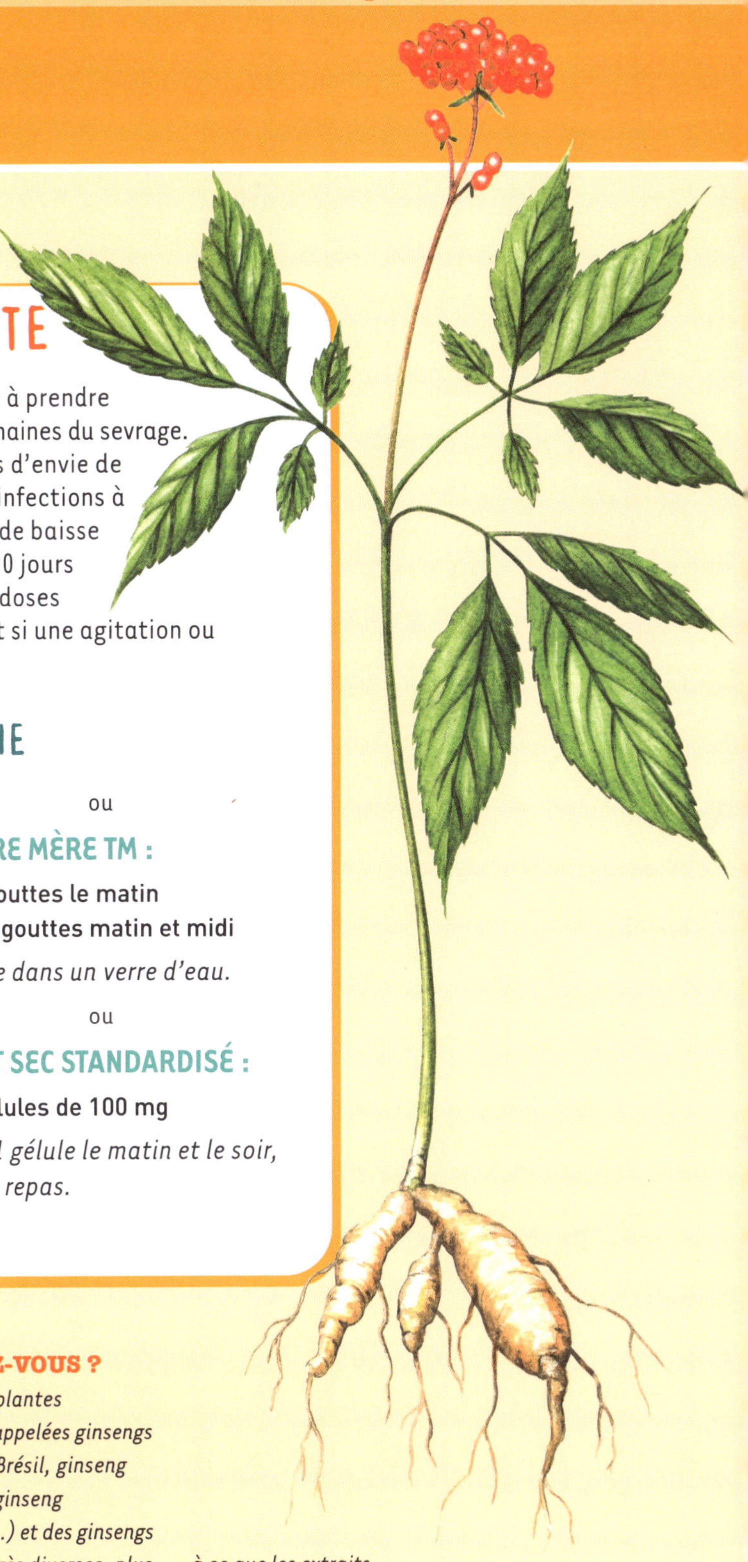

LES CONSEILS DU PHYTOTHÉRAPEUTE

En l'absence de contre-indication, le ginseng est à prendre systématiquement pendant les 4 à 8 premières semaines du sevrage. Durant la période préhivernale, mais aussi en cas d'envie de fumer persistante, de troubles de la mémoire, d'infections à répétition, de reprise d'une activité physique ou de baisse de la libido, prenez-le en cures discontinues de 20 jours par mois (pendant 3 mois au plus). Diminuez les doses (supprimez celle du soir) ou arrêtez le traitement si une agitation ou une nervosité apparaît.

PAR VOIE INTERNE

INFUSION :

> **laisser infuser 3 g de racines finement coupées dans 500 ml d'eau bouillante durant 10 min, puis filtrer**

Boire 1 tasse 2 fois par jour.

ou

POUDRE TOTALE :

> **en gélules de 300 mg**

Prendre 1 gélule matin, midi et soir, après les repas.

ou

TEINTURE MÈRE TM :

> **100 gouttes le matin ou 50 gouttes matin et midi**

À prendre dans un verre d'eau.

ou

EXTRAIT SEC STANDARDISÉ :

> **en gélules de 100 mg**

Prendre 1 gélule le matin et le soir, après les repas.

Parties utilisées

La racine (de couleur blanche quand elle est séchée, rouge quand elle est étuvée).

Principaux constituants

La racine contient en moyenne 3 à 8 % de ginsénosides, à l'origine des propriétés toniques de la plante.

LE SAVEZ-VOUS ?

Il existe des plantes faussement appelées ginsengs (ginseng du Brésil, ginseng péruvien ou ginseng des femmes...) et des ginsengs de qualités très diverses, plus ou moins riches en principes actifs. Veillez notamment à ce que les extraits contiennent au moins 3 % de ginsénosides.

GUIMAUVE

Althaea officinalis, Malvacées

On l'appelle aussi : *mauve blanche, althée.*

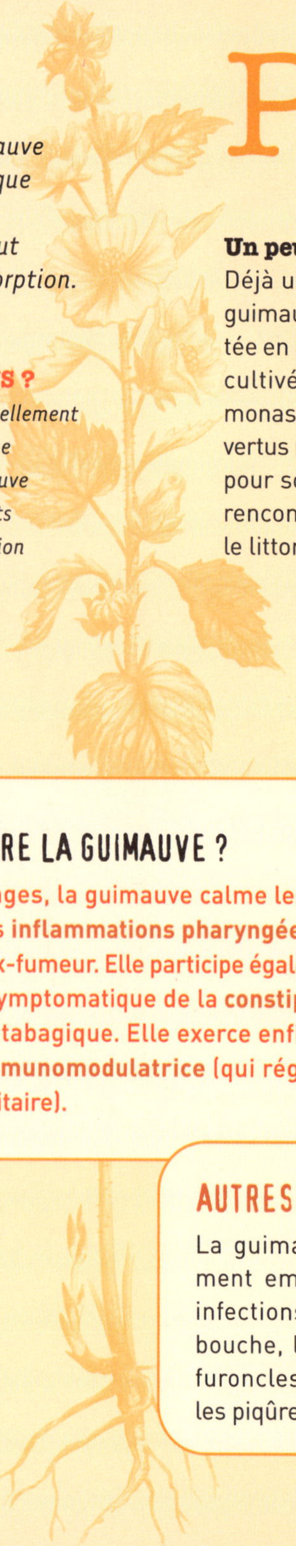

PRÉCAUTIONS D'EMPLOI

La prise de guimauve en même temps que celle d'autres médicaments peut ralentir leur absorption.

LE SAVEZ-VOUS ?

On donne traditionnellement un morceau de racine desséchée de guimauve à mâcher aux enfants pour calmer l'irritation des gencives.

Par ses qualités émollientes, expectorantes et adoucissantes, la guimauve aide à diminuer les irritations de la gorge qu'il n'est pas rare de voir survenir lors de l'arrêt du tabac.

Un peu d'histoire

Déjà utilisée par les Égyptiens, la guimauve s'est facilement acclimatée en Europe. Elle a longtemps été cultivée dans les jardins des monastères au Moyen Âge pour ses vertus médicinales, mais également pour son aspect ornemental. On la rencontre assez fréquemment sur le littoral.

Comment la reconnaître ?

La guimauve est une plante herbacée vivace à tiges dressées, portant des feuilles veloutées, ovales et dentées. Les fleurs délicates ont une corolle à 5 sépales blanc rosé. La racine est blanche et épaisse. La guimauve pousse dans les lieux humides, au bord des fossés et des cours d'eau, dans les prés-salés, à proximité des eaux saumâtres.

Parties utilisées

La racine,
les fleurs,
les feuilles.

Principaux constituants

La racine contient des mucilages (adoucissants, expectorants et régulateurs du transit intestinal), des glucides, de la pectine, des sucres et des sels minéraux.

QUAND PRENDRE LA GUIMAUVE ?

Riche en mucilages, la guimauve calme les **toux irritatives** et les **inflammations pharyngées** fréquentes chez l'ex-fumeur. Elle participe également au traitement symptomatique de la **constipation** liée au sevrage tabagique. Elle exerce enfin une faible **action immunomodulatrice** (qui régule le système immunitaire).

AUTRES PROPRIÉTÉS

La guimauve est traditionnellement employée pour traiter les infections de la gorge et de la bouche, les abcès dentaires, les furoncles, les brûlures, l'acné et les piqûres d'insectes.

LE SAVEZ-VOUS ?

Avant l'utilisation de la gélatine, les racines de guimauve étaient utilisées pour obtenir la pâte à la guimauve, ancêtre de nos bonbons.

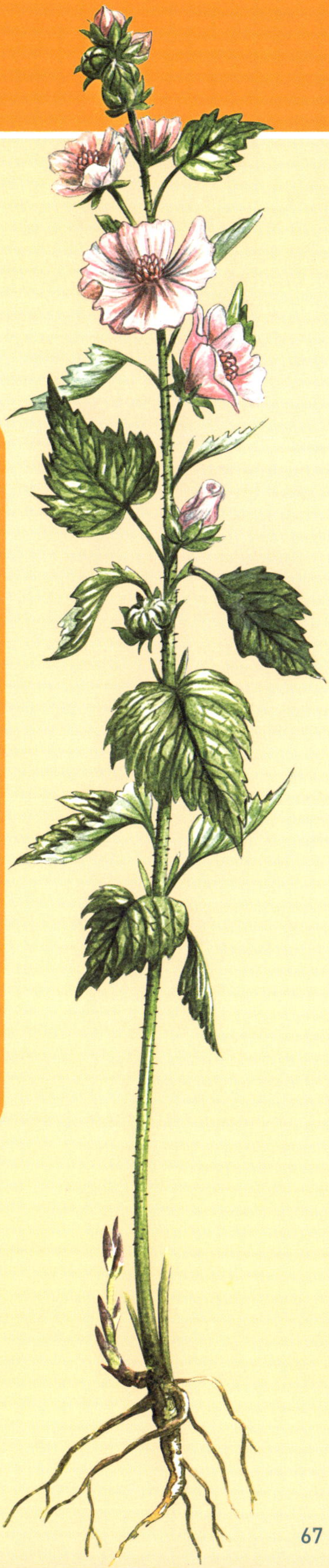

LES CONSEILS DU PHYTOTHÉRAPEUTE

La guimauve sera utilisée ponctuellement pendant 10 jours, en cas de troubles du transit et/ou d'inflammation des voies aériennes supérieures.

PAR VOIE INTERNE

INFUSION (FEUILLES) :

> laisser infuser 1 cuillerée à café (environ 2 g) de feuilles de guimauve dans 200 ml d'eau bouillante pendant 10 min et filtrer

Boire 1 tasse 4 fois par jour, à répartir dans la journée.

ou

MACÉRATION (RACINES) :

> mettre 10 g de racines dans 500 ml d'eau froide, laisser reposer une nuit, puis faire bouillir avant de filtrer

Boire 1 tasse de macération froide 4 fois par jour, à répartir dans la journée.

PAR VOIE EXTERNE

DÉCOCTION :

> faire bouillir 1 poignée de racines dans 1 litre d'eau pendant 10 min, puis filtrer

Employer la préparation en gargarismes, en lavages ou en compresses.

MILLEPERTUIS

Hypericum perforatum, Hypéricacées (Guttifères)

***On l'appelle aussi :** herbe à mille trous, herbe de la Saint-Jean, chasse-diable, herbe à la brûlure, herbe percée, herbe aux piqûres.*

PRÉCAUTIONS D'EMPLOI

Un état de déprime persistant ou s'aggravant doit impérativement conduire à consulter un médecin. Dans de rares cas, le millepertuis peut occasionner des troubles digestifs ; il est alors conseillé de le prendre en cours de repas. De rares cas d'asthénie et d'allergies ont par ailleurs été décrits. En l'absence de recul, on ne le prendra pas pendant la grossesse et l'allaitement. Les séances de bronzage ou d'UV doivent être évitées durant le traitement pour éliminer tout risque de photosensibilisation.

Par ses propriétés modulatrices du système nerveux, le millepertuis aide à surmonter les phases de troubles de l'humeur et de dépression légère, et les états d'anxiété.

Un peu d'histoire

Les Grecs connaissaient déjà le millepertuis et ses propriétés, dont ils tiraient profit pour traiter les plaies, les infections et les troubles nerveux. Au Moyen Âge, la plante avait la réputation de chasser les « mauvais esprits » (à cause de son parfum d'encens). Pus tard, elle fut employée pour traiter les troubles psychosomatiques et nerveux. En Allemagne, le millepertuis est aujourd'hui admis comme antidépresseur.

Comment le reconnaître ?

Le millepertuis est une plante herbacée vivace de 30 à 80 cm de hauteur, à tiges cylindriques rigides. Les feuilles opposées sont ponctuées de noir sur les bords et criblées de minuscules glandes formant des points translucides (visibles à contre-jour). Les fleurs jaune d'or vif ont des pétales asymétriques et des étamines jaunes. Les fruits sont des capsules. Commun dans toutes les régions tempérées d'Europe jusqu'à 2 000 m, le millepertuis aime les endroits ensoleillés.

Parties utilisées

Les sommités fleuries.

Principaux constituants

Des dérivés phénoliques, dont l'hypéricine et l'hyperforine, à laquelle il doit son action anxiolytique et antidépressive légère, une huile essentielle, et un tanin à l'origine de ses propriétés antiseptiques et astringentes.

QUAND PRENDRE LE MILLEPERTUIS ?

Le millepertuis intervient dans la **régulation de l'humeur**. Il est utile dans les situations de **déprime modérée**, associée ou non à de l'**anxiété** ou à de la **nervosité**, qui peuvent apparaître en cours de sevrage. L'effet escompté nécessite un traitement d'au moins 4 semaines. La durée moyenne totale du traitement pendant l'arrêt du tabac oscille entre 2 et 3 mois, période qui doit recouvrir le début du sevrage à la nicotine.

AUTRES PROPRIÉTÉS

Le millepertuis est traditionnellement utilisé pour lutter contre les troubles du sommeil, les brûlures légères, plaies cutanées et ulcérations, et pour son action cholagogue, antiseptique et astringente.

À NOTER !

Votre médecin respectera un certain temps entre l'arrêt d'un traitement antidépresseur de synthèse et l'instauration du millepertuis pour éviter toute interaction.

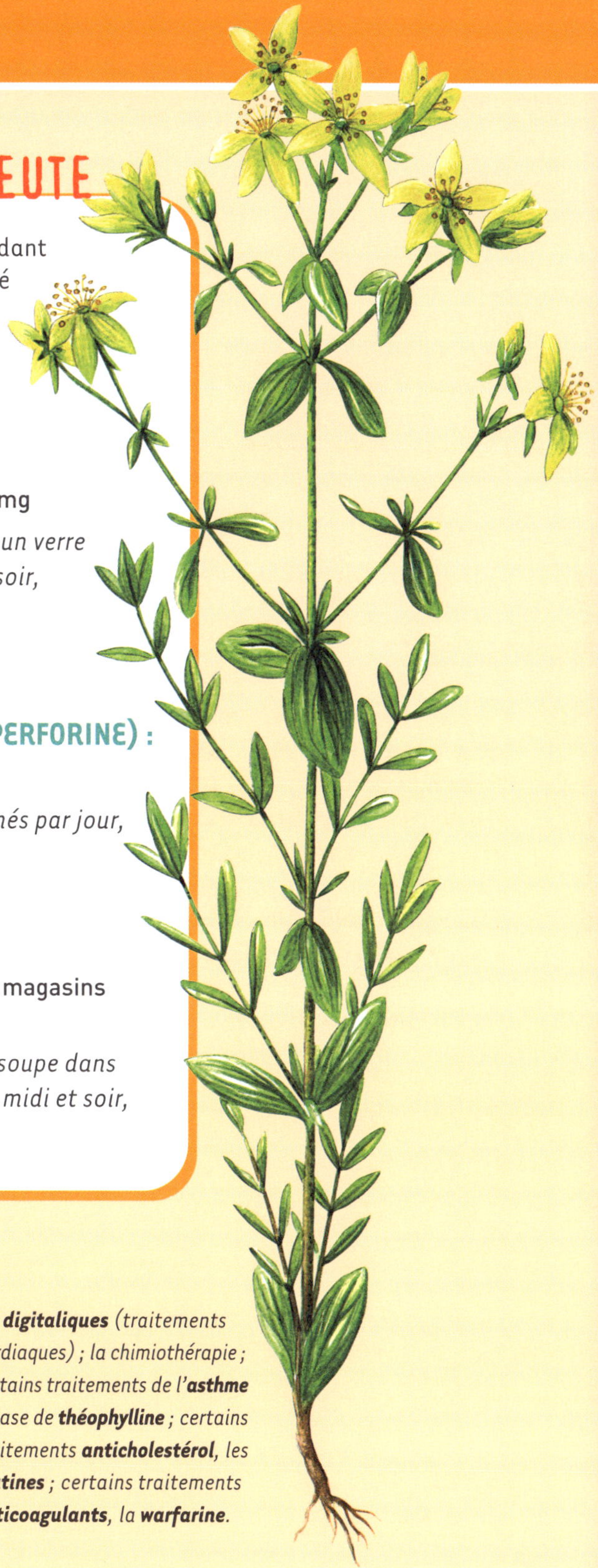

LES CONSEILS DU PHYTOTHÉRAPEUTE

En l'absence de contre-indication, prenez le millepertuis pendant au moins 2 mois en cas d'humeur triste associée à de l'anxiété et/ou à de la nervosité liées au sevrage.

PAR VOIE INTERNE

INFUSION :

> laisser infuser 30 g de sommités fleuries séchées dans 1 litre d'eau bouillante pendant 10 min et filtrer ; pour plus de facilité, employer les sachets-doses proposés par certains laboratoires pharmaceutiques

Boire 1 tasse matin, midi et soir, entre les repas.

ou

TEINTURE MÈRE TM :

> 50 gouttes

À prendre matin et soir dans un verre d'eau.

ou

POUDRE TOTALE :

> en gélules de 300 mg

Prendre 1 gélule avec un verre d'eau matin, midi et soir, avant les repas.

ou

EXTRAIT SEC (TITRÉ À 5 % D'HYPERFORINE) :

> en comprimés

Prendre 1 à 3 comprimés par jour, avant les repas.

ou

JUS DE PLANTE :

> prêt à l'emploi (en magasins de diététique)

Prendre 1 cuillerée à soupe dans un verre d'eau matin, midi et soir, avant les repas.

INTERACTIONS MÉDICAMENTEUSES

La prise de millepertuis est contre-indiquée avec :
*le **bupropion** ;*
*tous les **antidépresseurs** ;*
*les **antipsychotiques** ;*
*les traitements **inhibiteurs de l'ovulation** (type **pilule**) ;*
*certains **antalgiques** comme le **tramadol** (antidouleur) et les **triptans** (antimigraineux) ;*
*les traitements contre le **virus du sida** ; la **cyclosporine** ;*
*les **digitaliques** (traitements cardiaques) ; la chimiothérapie ;*
*certains traitements de l'**asthme** à base de **théophylline** ; certains traitements **anticholestérol**, les **statines** ; certains traitements **anticoagulants**, la **warfarine**.*

PLANTAIN

Plantago major, Plantaginacées

On l'appelle aussi : *plantain majeur, grand plantain, plantain à larges feuilles, plantain à bouquet.*

PRÉCAUTIONS D'EMPLOI

Les extraits secs doivent être conservés à l'abri de la lumière et de l'humidité.
Aucun effet indésirable n'est répertorié aux doses préconisées.
À forte dose, une hypotension, une irritation intestinale et un effet laxatif peuvent être observés. De rares cas d'allergie sont décrits.

Il existe de très nombreuses espèces de plantain. *Plantago major* est prescrit en homéopathie pour favoriser le dégoût du tabac. Ses propriétés émollientes, laxatives et anti-inflammatoires sont aussi très utiles dans le sevrage tabagique.

Un peu d'histoire

Plantago viendrait du latin *planta* : plante du pied. On utilisait en effet le plantain autrefois pour protéger la plante des pieds dans les sabots ou pour éliminer les ampoules. Il était également réputé pouvoir guérir les blessures et était utilisé notamment pour soigner les morsures de chien. Aujourd'hui encore, les feuilles lavées et froissées sont parfois utilisées en pansement.

Comment le reconnaître ?

Le plantain est une plante vivace à tiges courtes portant de long épis verdâtres composés de fleurs minuscules. Ses larges feuilles ovales, aux nervures saillantes, sont disposées en rosettes appliquées sur le sol. Le plantain est souvent considéré comme une mauvaise herbe dont il est difficile de se débarrasser. Présent à l'état sauvage sous tous les climats tempérés d'Europe, il pousse dans les champs, les lieux incultes, les potagers, au bord des chemins et au voisinage des habitations.

Parties utilisées

La plante entière,
les feuilles,
le suc.

Principaux constituants

Les feuilles contiennent des iridoïdes (dont l'aucuboside) et des composés polyphénoliques. La plante, notamment les graines, contient aussi des mucilages (adoucissants, expectorants et régulateurs du transit intestinal).

QUAND PRENDRE LE PLANTAIN ?

Comme la valériane, le plantain est intéressant en début de sevrage tabagique pour son effet « **dégoût du tabac** ». Souvent, à partir de la 2e semaine de sevrage, en l'absence de fumée, le système bronchique et pulmonaire reprend sa fonction d'organe d'élimination, qui s'accompagne d'un encombrement des voies respiratoires par du mucus. Grâce à ses mucilages, le plantain en facilite l'évacuation et permet un bon **drainage broncho-pulmonaire**. Ces mêmes mucilages préviennent et traitent la **paresse intestinale** et la **constipation**, fréquemment observées à l'arrêt du tabac. D'autres composants du plantain ont des vertus **anti-inflammatoires** utiles dans les irritations chroniques des voies respiratoires de l'ex-fumeur (pharyngite, laryngite, asthme, bronchite).

À NOTER !

L'homéopathie peut aider à se défaire de l'envie de fumer.
Plantago major *7CH :*
3 granules à prendre 5 à 6 fois par jour pendant 3 jours, puis 3 granules 3 fois par jour.
Prendre 3 granules en plus au moment du désir de fumer ou appliquer quelques gouttes de plantain en teinture mère sur la langue.

AUTRES PROPRIÉTÉS

Le plantain est traditionnellement utilisé pour ses propriétés antiallergiques (rhinite, sinusite, rhume des foins), adoucissantes, astringentes, antibactériennes, dépuratives et laxatives (graines). On l'emploie contre les infections des voies urinaires et contre les piqûres d'insectes et d'ortie.

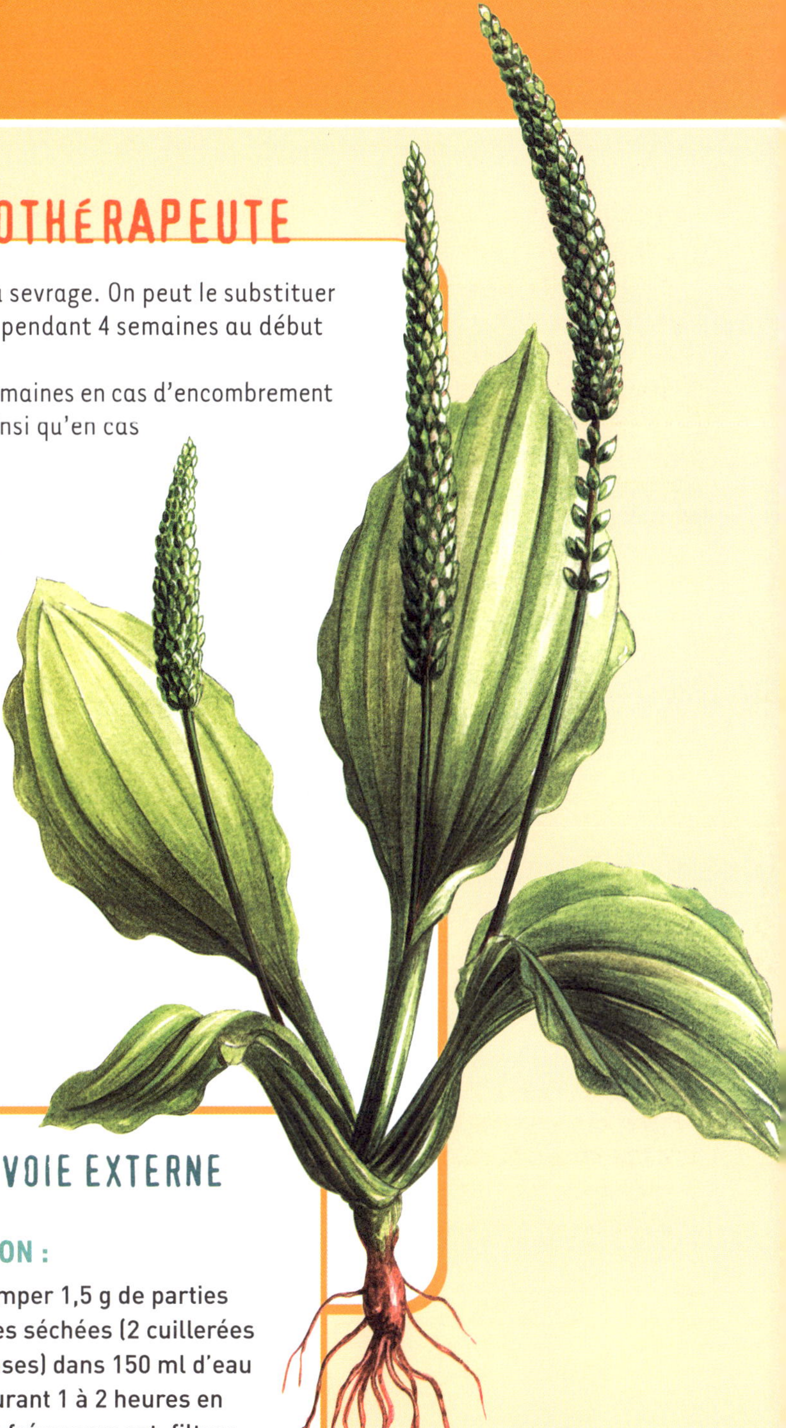

LES CONSEILS DU PHYTOTHÉRAPEUTE

Le plantain peut agir sur plusieurs aspects du sevrage. On peut le substituer à la valériane pour aider au dégoût du tabac pendant 4 semaines au début du sevrage.
Ponctuellement, on l'utilisera pendant 1 à 2 semaines en cas d'encombrement ou d'inflammation des voies respiratoires, ainsi qu'en cas de tendance à la constipation.

PAR VOIE INTERNE

INFUSION :

> laisser infuser 2 g de parties aériennes séchées dans 200 ml d'eau bouillante durant 15 min, puis filtrer

Boire 3 tasses par jour.

ou

POUDRE TOTALE :

> en gélules de 300 mg

Prendre 1 gélule matin, midi et soir, en cours de repas.

ou

TEINTURE MÈRE TM :

> 50 gouttes

À prendre matin et soir dans un verre d'eau.

PAR VOIE EXTERNE

MACÉRATION :

> faire tremper 1,5 g de parties aériennes séchées (2 cuillerées à café rases) dans 150 ml d'eau froide durant 1 à 2 heures en remuant fréquemment, filtrer

Utiliser comme rince-bouche ou en gargarisme, en cas d'inflammation de la bouche ou du pharynx, 3 min, 3 fois par jour.

LE SAVEZ-VOUS ?

Les jeunes feuilles peuvent être consommées en salade au printemps.

POLYGALA DE VIRGINIE

Polygala senega, Polygalacées

On l'appelle aussi : *laitier, herbe au lait.*

PRÉCAUTIONS D'EMPLOI

Le polygala est contre-indiqué pendant la grossesse et en cas d'ulcère gastro-duodénal. Des doses excessives ou une cure prolongée peuvent provoquer des nausées.

Ce sont ses propriétés expectorantes reconnues et ses effets anti-inflammatoires qui donnent tout son intérêt au polygala. Il sera employé notamment dans le drainage broncho-pulmonaire en cas d'encombrement des voies respiratoires au cours des premières semaines de sevrage.

Un peu d'histoire

La plante doit son nom botanique à une tribu d'Indiens d'Amérique du Nord, les Senekas, qui l'utilisaient comme antidote aux morsures de serpent et autres poisons. Certaines espèces d'Asie et d'Afrique du Nord portent le nom d'herbe au lait, car elles auraient la propriété d'augmenter les montées de lait et sa production.

Comment le reconnaître ?

Le polygala de Virginie est une plante herbacée. Les tiges de 20 à 30 cm de hauteur partent d'une racine renflée formant une souche noueuse. Les feuilles vert foncé sont alternes, étroites et lancéolées, celles de la base formant une rosette autour des tiges. Les fleurs blanc rosé sont disposées en épis serrés. Le fruit est une capsule membraneuse. La graine présente une excroissance charnue de couleur blanche.

Originaire d'Amérique du Nord, le polygala de Virginie apprécie les terrains secs et pierreux.

Parties utilisées

La racine.

Principaux constituants

Des saponosides (aux propriétés expectorantes et anti-inflammatoires), des traces d'huile essentielle, des lipides, des phytostérols et des acides phénoliques.

QUAND PRENDRE LE POLYGALA DE VIRGINIE ?

Le polygala de Virginie sera utilisé en période de sevrage tabagique pour son action sur le **système respiratoire. Il fluidifie les mucosités bronchiques**, favorisant ainsi leur évacuation, et possède des effets **anti-inflammatoires.**

AUTRES PROPRIÉTÉS

Le polygala de Virginie est traditionnellement utilisé contre la constipation légère et la toux grasse de l'enfant.

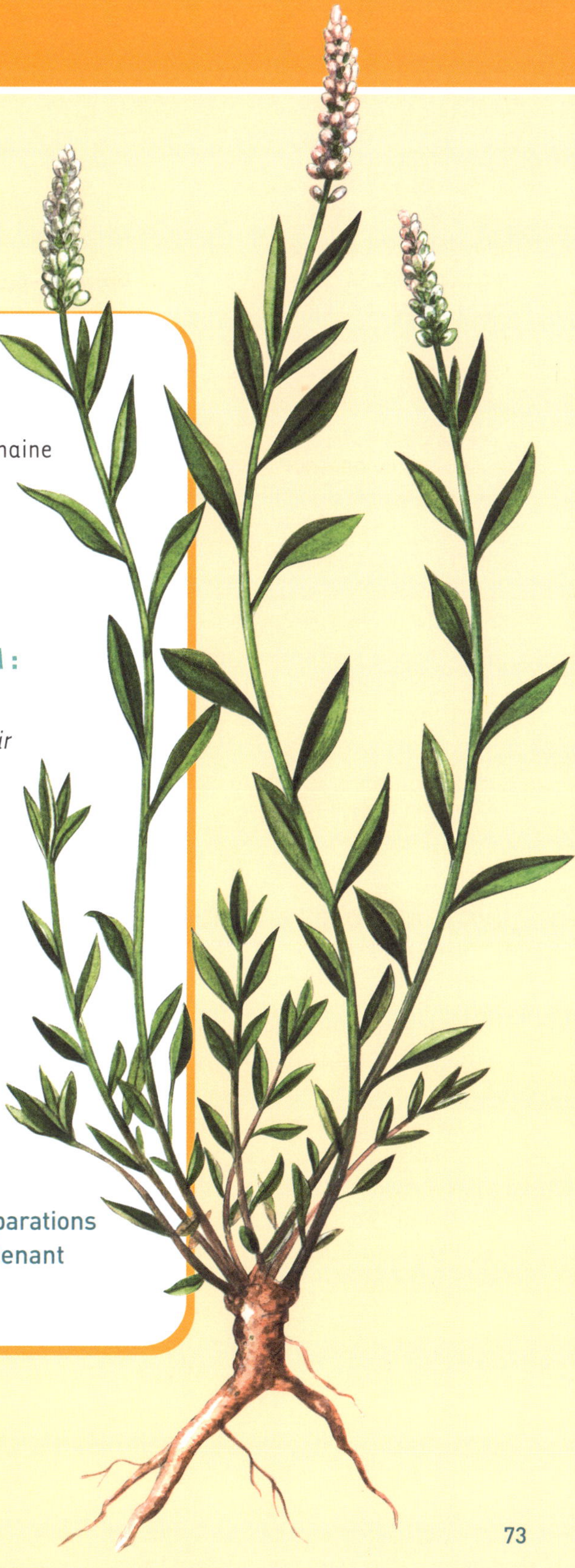

LES CONSEILS DU PHYTOTHÉRAPEUTE

Prendre du polygala pendant 1 mois si un encombrement broncho-pulmonaire apparaît, en général à partir de la 2e semaine d'arrêt du tabac.

PAR VOIE INTERNE

DÉCOCTION :

> mettre 1/2 cuillerée à café de racines finement coupées dans 500 ml d'eau froide, porter à ébullition pendant 10 min, puis filtrer

Boire 3 tasses par jour, matin, midi et soir.

ou

INFUSION :

> laisser infuser 15 g de racines finement coupées dans 1 litre d'eau bouillante pendant 10 min et filtrer

Boire 3 tasses par jour, matin, midi et soir.

ou

TEINTURE MÈRE TM :

> 50 gouttes

À prendre matin et soir dans un verre d'eau.

À noter : il existe également sur le marché quelques préparations pharmaceutiques de type sirop à visée bronchique contenant du polygala.

THÉIER

Camellia sinensis, Théacées

On l'appelle aussi : *thé, thé vert, thé vierge.*

PRÉCAUTIONS D'EMPLOI

Les personnes anémiées, en manque de fer, ne doivent pas dépasser 4 tasses par jour et ne doivent pas les boire au cours des repas, car le thé se complexe avec le fer alimentaire et empêche son absorption intestinale.

Le thé peut interagir avec les plantes contenant de la caféine et augmenter leurs effets. Il peut également augmenter l'effet de certains médicaments (anticoagulants, etc.), ou au contraire inhiber certaines actions (hypotenseurs, calmants, etc.).

Il peut enfin provoquer une accoutumance, une excitation ou une insomnie ; si vous êtes sensible, n'en buvez pas après 17 h pour éviter les problèmes d'endormissement.

De nombreuses recherches s'intéressent aujourd'hui aux propriétés du thé qui préviendrait certains cancers, grâce à l'activité antioxydante de ses polyphénols. Durant le sevrage tabagique, on cherche surtout à bénéficier de son action stimulante et de son aide dans la perte de poids.

Un peu d'histoire

Selon la légende, vers 2700 avant notre ère, alors que l'empereur de Chine Shen Nung faisait bouillir de l'eau pour se désaltérer à l'abri d'un théier sauvage, quelques feuilles tombèrent, se mêlèrent à l'eau et lui donnèrent une couleur et un parfum délicats. L'empereur y goûta et l'apprécia. Le thé fut introduit en Europe au XVIIe siècle, mais on en trouve la mention dans la littérature occidentale dès le XIIIe siècle. C'est la boisson la plus consommée au monde après l'eau.

Comment le reconnaître ?

Le théier est un petit arbre qui peut atteindre 10 m de hauteur. Très ramifié, il porte des feuilles persistantes alternes, entières, ovales à bords dentés, d'un vert foncé brillant. Les fleurs sont blanches et odorantes. Le fruit est une capsule à plusieurs loges.

Parties utilisées

Les feuilles,
les bourgeons (thé blanc).

Principaux constituants

Des bases puriques (caféine, théobromine, théophylline), qui ont une action stimulante sur le système nerveux central, le cœur et la respiration, ainsi que des polyphénols, responsables de l'astringence de la boisson et dont la teneur varie selon le type et la qualité du thé, son mode de préparation et l'âge des feuilles.

QUAND PRENDRE LE THÉ ?

Les composants du thé lui confèrent des propriétés stimulantes pour combattre l'**asthénie physique et psychique** du fumeur en cours de sevrage.

Le thé permet aussi de **lutter contre la prise de poids**, car il stimule la lipolyse (déstockage des graisses) et diminue l'absorption des graisses et des sucres au niveau digestif.

Sa teneur en proanthocyanidols (tanins condensés) lui confère enfin des **propriétés antioxydantes** intéressantes chez le fumeur en état de stress oxydatif chronique.

AUTRES PROPRIÉTÉS

Le thé est traditionnellement utilisé pour prévenir les maladies cardiovasculaires, le cancer et l'ostéoporose, ainsi que pour son action diurétique.

LES CONSEILS DU PHYTOTHÉRAPEUTE

C'est une plante à conseiller aux personnes pour qui la cigarette est un stimulant journalier, à celles qui sont fatiguées, sans tonus, ou qui veulent maîtriser les écarts de poids rencontrés en cours de sevrage. Toujours préférer le thé vert.

PAR VOIE INTERNE

INFUSION :

> laisser infuser 3 g de feuilles séchées dans une tasse d'eau bouillante pendant 5 min et filtrer, ou utiliser les sachets-doses prêts à l'emploi

Boire 4 à 6 tasses par jour à répartir dans la journée (pas après 17 h en cas de sensibilité).

ou

POUDRE TOTALE :

> en gélules de 500 mg

Prendre 1 gélule matin, midi et soir (pour les personnes non sensibles), avant les repas.

ou

EXTRAIT SEC :

> en gélules de 100 mg

Prendre 1 gélule le matin et à midi, avant les repas.

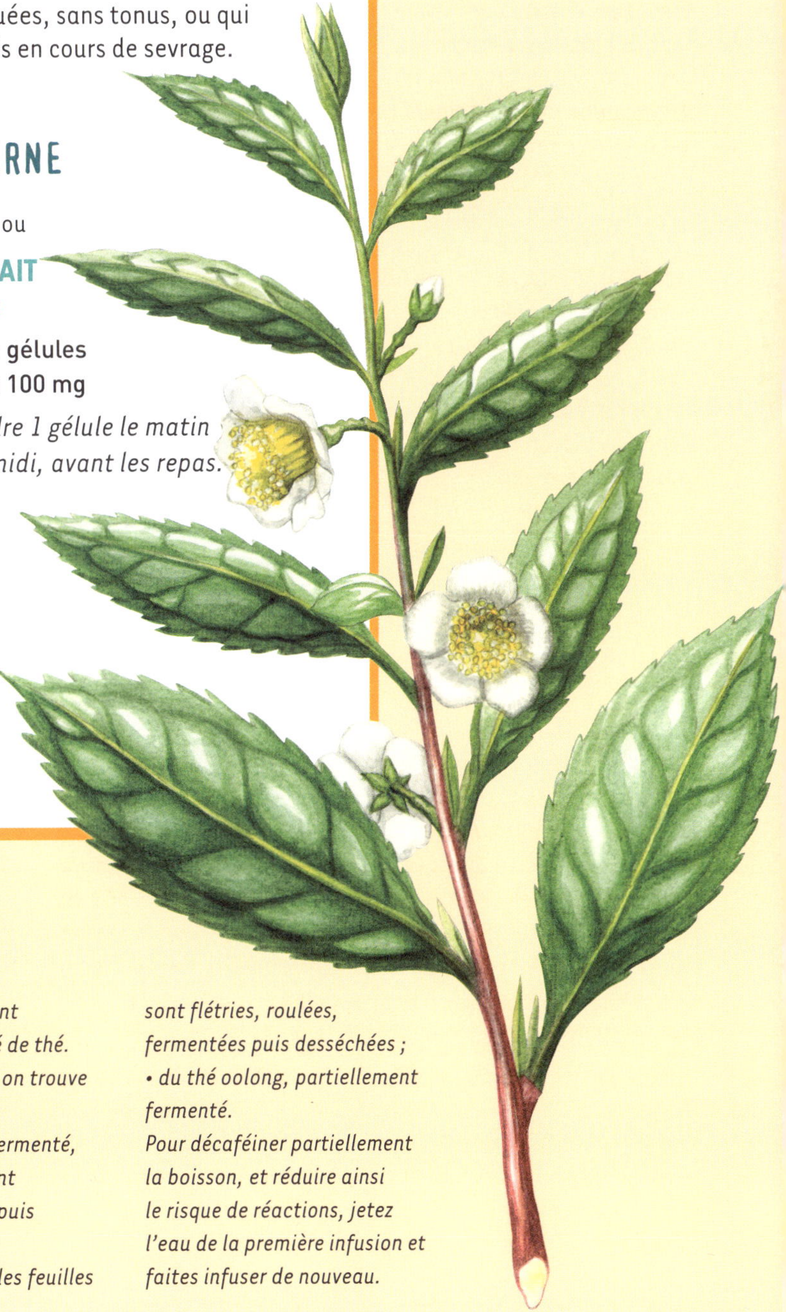

LE SAVEZ-VOUS ?

Originaire d'Asie, le théier est actuellement cultivé en Inde, au Sri Lanka, en Chine et dans les pays du Sud-Est asiatique. Dans les plantations, il est taillé pour ne pas dépasser 1,50 m. Les feuilles sont récoltées toute l'année. Les jeunes feuilles cueillies à la main fournissent la meilleure qualité de thé. Dans le commerce, on trouve principalement :

• du thé vert, non fermenté, dont les feuilles sont torréfiées, roulées puis desséchées ;

• du thé noir, dont les feuilles sont flétries, roulées, fermentées puis desséchées ;

• du thé oolong, partiellement fermenté.

Pour décaféiner partiellement la boisson, et réduire ainsi le risque de réactions, jetez l'eau de la première infusion et faites infuser de nouveau.

VALÉRIANE

Valeriana officinalis, Valérianacées

On l'appelle aussi : *herbe aux chats, herbe aux coupures, herbe à la femme battue, guérit-tout, herbe de Notre-Dame, herbe de saint Georges, herbe aux loups, grande valériane.*

PRÉCAUTIONS D'EMPLOI

La valériane n'a pas de contre-indication connue. On l'évitera cependant de principe chez la femme enceinte.

La renommée de la valériane n'est plus à faire. Elle est décrite comme « le plus parfait des calmants végétaux » et de nombreux travaux lui ont été consacrés. Elle est l'alliée de premier plan lors du sevrage, car elle permet de lutter contre les troubles qui lui sont le plus fréquemment associés : l'anxiété, l'insomnie, l'angoisse et, surtout, le désir de fumer.

Un peu d'histoire

Selon plusieurs traités de phytothérapie, la valériane est décrite comme « la seule plante à indiquer pour les gens nerveux », « la plus ancienne méthode pour soigner les névroses ». Pline l'avait déjà signalée en tant que remède des contractions nerveuses. Hippocrate et Dioscoride (Antiquité grecque) la recommandaient pour traiter l'insomnie. Les anciens Romains l'employaient pour combattre les palpitations et l'arythmie. Dès la fin du XVIe siècle, les Européens ont commencé à l'utiliser pour soigner l'épilepsie.

Comment la reconnaître ?

C'est une plante vivace à souche verticale brun fauve, aux racines épaisses. La tige, qui peut atteindre 2 m de hauteur, est dressée et cannelée. Les feuilles sont groupées à la base en rosettes opposées. Les fleurs sont petites, blanc rosé et lui donnent une allure d'ombellifère. Le fruit est ovale, surmonté d'une aigrette plumeuse. Très commune en Europe, la valériane préfère les sols frais, argileux et humides.

Parties utilisées

Les parties souterraines :
rhizomes,
racines,
stolons.

Principaux constituants

Des iridoïdes (les valépotriates) et des composés sesquiterpéniques, comme l'acide valérianique.

LE SAVEZ-VOUS ?

Chez certains fumeurs, la valériane, prise en teinture mère, a la particularité de donner un goût désagréable à la cigarette.

QUAND PRENDRE LA VALÉRIANE ?

La valériane est **la plante majeure pour l'aide à l'arrêt du tabac**. Elle possède pour certains une action « **dégoût du tabac** » efficace et elle sera une aide précieuse pour éviter la **nervosité**, les **angoisses** et les **troubles du sommeil**. Elle permet de supporter la plupart des situations de **stress** pendant cette période. Elle atténue également les **troubles légers de l'humeur** rencontrés fréquemment dans cette phase.

Elle est particulièrement indiquée chez les personnes prenant du bupropion, un traitement validé du sevrage tabagique responsable de convulsions (rarement) et d'insomnie (fréquemment), effets prévenus par la valériane.

AUTRES PROPRIÉTÉS

La valériane est traditionnellement utilisée pour lutter contre l'anxiété, ainsi qu'en complément du traitement classique de l'épilepsie.

LES CONSEILS DU PHYTOTHÉRAPEUTE

Il faut systématiquement prendre la valériane dès le début du sevrage et pendant au moins 4 à 6 semaines. Vous choisirez parmi les formes proposées ci-dessous.

PAR VOIE INTERNE

En cas d'insomnie

2 prises par jour, au dîner et au coucher

En cas d'anxiété et d'angoisse dans la journée

3 prises par jour au lieu de 2

DÉCOCTION :

> faire bouillir 40 g de racines séchées écrasées dans 1 litre d'eau pendant 20 min et filtrer

Boire 1 tasse 2 fois par jour.

ou

INFUSION :

> laisser infuser 20 g de racines séchées écrasées dans 1 litre d'eau bouillante (ou 3 g par tasse) pendant 10 min et filtrer

Boire 1 tasse 2 fois par jour.

ou

TEINTURE MÈRE TM :

> 50 gouttes

À prendre 2 fois par jour dans un verre d'eau.

ou

SUSPENSION INTÉGRALE DE PLANTES FRAÎCHES (SIPF®) :

> 1 cuillerée à café

À prendre 2 fois par jour dans un demi-verre d'eau.

ou

EXTRAIT SEC :

> en gélules de 100 mg

Prendre 2 gélules matin et soir.

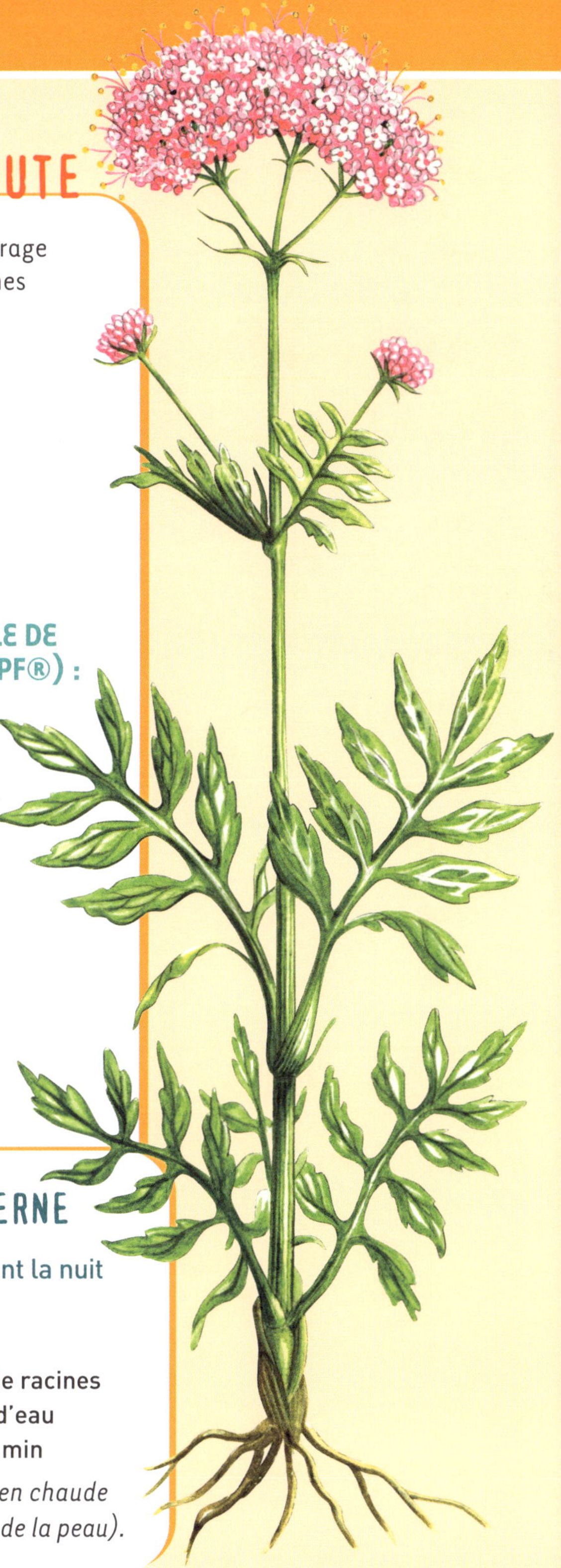

PAR VOIE EXTERNE

Pour se détendre avant la nuit

BAIN CALMANT :

> laisser infuser 100 g de racines séchées dans 2 litres d'eau bouillante pendant 10 min

Ajouter à l'eau du bain bien chaude (à éviter en cas de lésions de la peau).

LES PLANTES D'APPOINT

Il se peut que certains troubles du sevrage résistent aux plantes ressources présentées dans les pages précédentes. Vous pouvez dans ce cas avoir recours aux plantes d'appoint qui sont décrites ici et qui ont des propriétés voisines ou complémentaires. Elles seront aussi des alternatives intéressantes si des contre-indications vous empêchent d'employer les plantes ressources. Elles seront également utiles pour obtenir des mélanges dont l'action synergique peut s'avérer plus efficace.

ARTICHAUT

Cynara scolymus, Astéracées • **On l'appelle aussi :** *barigoule, bérigoule, artichaut commun.*

PRÉCAUTIONS D'EMPLOI

L'artichaut est déconseillé aux femmes qui allaitent du fait de son action inhibitrice sur la sécrétion lactée et en cas de calcul de la vésicule biliaire.

Parties utilisées

Les feuilles de la tige (celles du cœur ne sont pas utilisées en phytothérapie).

Intérêt et conseils d'utilisation durant le sevrage

L'artichaut fait partie de l'arsenal des plantes efficaces pour drainer le foie et les reins. Le foie de l'ex-fumeur a été intoxiqué par divers constituants de la fumée du tabac. Son métabolisme a donc été sollicité en permanence, d'autant plus s'il y a eu consommation associée de médicaments et de café. L'artichaut facilite l'élimination de ces substances toxiques.

Le drainage pourra intervenir 1 mois avant la mise en route du sevrage et/ou commencer vers la 6e semaine après le sevrage. Il doit durer 1 mois. On pourra instaurer une cure discontinue faisant alterner 3 fois 1 mois de drainage et 1 mois d'arrêt. Il est conseillé de commencer le drainage avant le sevrage en cas de fatigue physique ou si l'intoxication tabagique a été intense et longue.

L'artichaut est aussi traditionnellement utilisé pour faciliter la digestion en stimulant l'élimination biliaire, pour diminuer l'hypercholestérolémie et en traitement annexe de la surcharge pondérale.

PAR VOIE INTERNE

INFUSION :

> faire infuser 10 g de feuilles fraîches dans 1 tasse d'eau bouillante pendant 15 min et filtrer

Boire 1 tasse matin, midi et soir, avant les repas.

ou

DÉCOCTION :

> faire bouillir 50 g de feuilles fraîches dans 1 litre d'eau pendant 10 min et filtrer

Boire 1 tasse matin, midi et soir, avant les repas.

ou

EXTRAIT AQUEUX :

> en ampoules

Prendre 1 ampoule dans un verre d'eau, matin, midi et soir, avant les repas.

ou

JUS :

> 1 cuillerée à soupe

À prendre dans un verre d'eau, matin, midi et soir, avant les repas.

ou

TEINTURE MÈRE TM :

> 30 gouttes

À prendre dans un verre d'eau, matin, midi et soir, avant les repas.

ou

SUSPENSION INTÉGRALE DE PLANTES FRAÎCHES (SIPF®) :

> 1 cuillerée à café

À prendre dans un verre d'eau, matin, midi et soir, au moment des repas.

AUBÉPINE

Crataegus oxyacantha, Rosacées • ***On l'appelle aussi :*** *épine blanche, noble épine, bois de mai.*

PRÉCAUTIONS D'EMPLOI

*Cette plante ne doit pas être associée à la digitale (*Digitalis *sp.) et aux médicaments à base de digitaliques, et au muguet (*Convallaria majalis*). L'avis du médecin est indispensable en cas de prise médicamenteuse. À fortes doses, elle peut provoquer quelques troubles digestifs modérés.*

Parties utilisées

Les sommités fleuries.

Intérêt et conseils d'utilisation durant le sevrage

L'aubépine est utile pour lutter contre les troubles du sommeil, l'anxiété et l'agitation nerveuse. Durée minimale d'emploi : 1 mois.

PAR VOIE INTERNE

INFUSION :

> faire infuser 5 g de sommités fleuries séchées dans 1 tasse d'eau bouillante pendant 15 min et filtrer

Boire 1 tasse matin, midi et soir, après les repas.

ou

EXTRAIT AQUEUX :

> en ampoules

Prendre 1 ampoule dans un peu d'eau, matin, midi et soir, après les repas.

ou

TEINTURE MÈRE TM :

> 50 gouttes

À prendre dans un verre d'eau, matin et soir, après les repas.

ou

EXTRAIT SEC (NÉBULISAT) :

> en gélules de 100 mg

Prendre 1 gélule avec un verre d'eau, matin, midi et soir, après les repas.

ou

SUSPENSION INTÉGRALE DE PLANTES FRAÎCHES (SIPF®) :

> 1 cuillerée à café

À prendre dans un verre d'eau, matin et soir, au moment des repas.

BOUILLON-BLANC

Verbascum thapsus, Scrofulariacées • ***On l'appelle aussi :*** *molène, blanc-de-mai, tabac du diable, cierge de Notre-Dame, herbe à bonhomme, herbe de saint Fiacre, grand chandelier, bouillon ailé, queue-de-loup.*

PRÉCAUTIONS D'EMPLOI

Aucune contre-indication connue.

Parties utilisées

Les fleurs,
les feuilles séchées.

Intérêt et conseils d'utilisation durant le sevrage

Le bouillon-blanc sera utilisé pour traiter les inflammations des voies aériennes et l'encombrement broncho-pulmonaire apparaissant parfois après les premières semaines du sevrage. Durée du traitement : 1 mois (à renouveler 2 fois).

PAR VOIE INTERNE

INFUSION :

> faire infuser 50 g de fleurs et feuilles séchées dans 1 litre d'eau bouillante pendant 15 min et filtrer*

Boire 1 tasse matin, midi et soir, après les repas.

ou

DÉCOCTION :

> faire bouillir 30 g de fleurs et feuilles séchées dans 1 litre d'eau pendant 5 min et filtrer*

Boire 1 tasse matin, midi et soir, après les repas.

ou

POUDRE TOTALE :

> en gélules de 300 mg

Prendre 1 gélule avec un verre d'eau, matin, midi et soir, avant les repas.

ou

EXTRAIT SEC (NÉBULISAT) :

> en gélules de 100 mg

Prendre 1 gélule avec un verre d'eau, matin, midi et soir, avant les repas.

* Veillez à bien filtrer le liquide avec un linge très fin ou un filtre à café en papier pour éliminer les minuscules poils irritants.

BOULEAU *Betula pendula et B. alba*, Bétulacées

On l'appelle aussi : *bouleau blanc, bouleau odorant, boulard, bouillard, biole, arbre de la sagesse.*

PRÉCAUTIONS D'EMPLOI

Le bouleau est contre-indiqué chez les personnes atteintes d'insuffisance cardiaque ou rénale compliquée d'œdèmes.

Parties utilisées

Les feuilles,
la sève,
l'écorce.

Intérêt et conseils d'utilisation durant le sevrage

Le bouleau s'utilise avant le sevrage, ou juste après, en complément des plantes indiquées pour le drainage hépatique. Il participe à l'élimination des polluants de la fumée du tabac et facilite le drainage rénal. On prendra par exemple : chardon-Marie + bouleau ou chrysantellum + bouleau en cure de 1 mois.

PAR VOIE INTERNE

INFUSION :

> laisser infuser 5 g de feuilles séchées dans 1 tasse d'eau bouillante pendant 10 min et filtrer (ou sachets-doses vendus en pharmacie)

Boire 1 tasse le matin à jeun, 1 en fin de matinée et 1 en fin d'après-midi.

ou

POUDRE TOTALE :

> en gélules de 250 mg

Prendre 2 gélules avec un verre d'eau, matin, midi et soir, au moment des repas.

ou

EXTRAIT SEC (NÉBULISAT) :

> en gélules de 100 mg

Prendre 1 gélule avec un verre d'eau, matin, midi et soir, au moment des repas.

ou

EXTRAIT AQUEUX :

> en ampoules

Prendre 1 ampoule dans un peu d'eau, matin, midi et soir, avant les repas.

ou

JUS :

> 1 cuillerée à soupe

À prendre dans un verre d'eau, matin, midi et soir, avant les repas.

ou

TEINTURE MÈRE TM :

> 50 gouttes

À prendre dans un verre d'eau, matin et soir, avant les repas.

ou

SÈVE DE BOULEAU :

> 1 cuillerée à café

À prendre dans un verre d'eau, 2 fois par jour.

GUAR *Cyamopsis tetragonolubus*, Poacées

PRÉCAUTIONS D'EMPLOI

Le guar est contre-indiqué en cas de pathologie de l'œsophage ou d'antécédents d'occlusion intestinale.

Parties utilisées

Les graines.

Intérêt et conseils d'utilisation durant le sevrage

Riche en mucilages, cette plante a un effet modérateur sur l'appétit et régulateur sur le transit intestinal. Elle est à prendre pendant 1 mois dès que l'appétit ou le poids augmente et/ou en cas de constipation.

PAR VOIE INTERNE

GÉLULES :

> dosées à 300 mg

Prendre 1 gélule matin, midi et soir, avec un grand verre d'eau, 1/2 heure avant les repas.

GUARANA *Paullinia cupana*, Sapindacées

PRÉCAUTIONS D'EMPLOI

Le guarana est contre-indiqué durant la grossesse et l'allaitement, en cas de maladie cardiaque, de troubles du sommeil et de l'humeur, d'ulcère digestif, d'hypertension artérielle ou de troubles rénaux.
Évitez de l'associer à d'autres plantes contenant de la caféine. Des interactions sont possibles avec certains médicaments : aspirine, théophylline, cimétidine et certains neuroleptiques.

Parties utilisées

Les graines.

Intérêt et conseils d'utilisation durant le sevrage

Le guarana est intéressant dans la gestion du poids pendant le sevrage, car il modère l'appétit, augmente la dépense énergétique et « brûle » les graisses (par stimulation de la lipolyse *via* le système sympathique). Plante tonique par sa teneur en caféine, il dynamise les capacités intellectuelles et physiques en l'absence de nicotine. Durée du traitement : 1 mois, à renouveler si manque de tonus.

PAR VOIE INTERNE

TEINTURE MÈRE TM :

> 50 gouttes

À prendre dans un verre d'eau, matin et midi, avant les repas.

ou

EXTRAIT SEC :

> en gélules de 100 mg

Prendre 1 gélule avec un verre d'eau, matin et midi, avant les repas.

HOUBLON *Humulus lupulus*, Cannabinacées

On l'appelle aussi : *vigne du Nord, salsepareille nationale, couleuvrée septentrionale, digérable, bois du diable.*

PRÉCAUTIONS D'EMPLOI

Le houblon est contre-indiqué durant la grossesse et l'allaitement, ainsi qu'en cas de cancer, en raison des propriétés œstrogéniques de la plante et de l'absence d'études sur les risques liés à ces propriétés.

Parties utilisées

Les cônes.

Intérêt et conseils d'utilisation durant le sevrage

Le houblon sera utile pour lutter contre les troubles du sommeil, l'agitation nerveuse et l'anxiété. En cas de troubles du sommeil, prendre le houblon avant le dîner et au coucher. Durée du traitement : 1 mois minimum.

PAR VOIE INTERNE

INFUSION :

> faire infuser 20 g de cônes séchés émiettés dans 1 litre d'eau bouillante pendant 10 min et filtrer (ou utiliser les sachets-doses vendus en pharmacie)

Boire 1 tasse 3 fois par jour, au cours des repas.

ou

POUDRE TOTALE :

> en gélules de 400 mg

Prendre 1 gélule avec un verre d'eau, matin, midi et soir, au cours des repas.

ou

EXTRAIT SEC (SOUVENT SOUS FORME DE NÉBULISAT) :

> en gélules de 100 mg

Prendre 1 gélule avec un verre d'eau, matin, midi et soir, au cours des repas.

ou

TEINTURE MÈRE TM :

> 50 gouttes

À prendre dans un verre d'eau, le matin et au coucher.

ou

SPÉCIALITÉS PHARMACEUTIQUES :

> Privilégier les associations avec la valériane.

MÉLISSE *Melissa officinalis*, Lamiacées

On l'appelle aussi : *citronnelle, citronnade, citronne, céline, herbe au citron, piment des abeilles, thé de France.*

PRÉCAUTIONS D'EMPLOI

La mélisse peut augmenter l'effet sédatif de certains somnifères.

Parties utilisées

Les feuilles.

Intérêt et conseils d'utilisation durant le sevrage

La mélisse est une plante utile pour lutter contre l'anxiété, l'agitation nerveuse, les insomnies d'endormissement et les troubles digestifs (ballonnements, digestion lente) survenant souvent dès les premières semaines de sevrage. Elle exerce aussi une action anti-infectieuse, grâce à ses acides phénols. Durée du traitement : 1 mois minimum.

PAR VOIE INTERNE

INFUSION :

> laisser infuser 50 g de feuilles et sommités fleuries dans 1 litre d'eau bouillante pendant 10 min, et filtrer (ou utiliser les sachets-doses prêts à l'emploi)

Boire 1 tasse matin, midi et soir, après les repas.

ou

POUDRE TOTALE :

> en gélules de 400 mg

Prendre 1 gélule avec un verre d'eau, matin, midi et soir, au moment des repas.

ou

JUS :

> 1 cuillerée à soupe

À prendre dans un verre d'eau, matin, midi et soir, avant les repas.

ou

TEINTURE MÈRE TM :

> 50 gouttes

À prendre dans un verre d'eau, matin et soir.

ou

SUSPENSION INTÉGRALE DE PLANTES FRAÎCHES (SIPF®) :

> 1 cuillerée à café

À prendre dans un verre d'eau, matin et soir, au moment des repas.

Dans le traitement des insomnies, les doses indiquées ci-dessus sont à répartir en 2 prises : l'une avant le dîner, l'autre avant le coucher.

ORTHOSIPHON *Orthosiphon stamineus*, Lamiacées

On l'appelle aussi : *thé de Java, barbiflora, moustache de chat.*

PRÉCAUTIONS D'EMPLOI

Il est contre-indiqué en cas d'obstruction des voies biliaires.

Parties utilisées

Les feuilles.

Intérêt et conseils d'utilisation durant le sevrage

C'est une plante de drainage rénal et biliaire, à utiliser en complément des plantes de drainage hépatique, avant ou après le sevrage tabagique pour éviter le cumul de plantes. Elle aide en outre à la désintoxication des polluants du tabac. Durée du traitement : 1 mois.

PAR VOIE INTERNE

INFUSION :

> laisser infuser 10 g de feuilles sèches dans 1/2 litre d'eau bouillante pendant 15 à 20 min, puis filtrer

Boire 1 grand bol matin et soir.

ou

EXTRAIT SEC (NÉBULISAT) :

> en gélules de 300 mg

Prendre 1 gélule matin et soir avec un verre d'eau.

ou

EXTRAIT FLUIDE :

> 20 à 30 gouttes

À prendre dans un verre d'eau, matin, midi et soir, avant les repas.

ou

EXTRAIT HYDRO-ALCOOLIQUE FLUIDE :

> en ampoules

Prendre 1 ampoule avec un grand verre d'eau, 1 fois par jour.

ou

POUDRE DE FEUILLES SÉCHÉES (MICRONISÉE ET DE PRÉFÉRENCE MICROBROYÉE) :

> en gélules de 400 mg

Prendre 2 gélules avant le petit déjeuner et 2 avant le repas de midi.

ou

TEINTURE MÈRE TM :

> 50 gouttes

À prendre dans un verre d'eau, matin et soir.

PASSIFLORE *Passiflora incarnata*, Passifloracées

On l'appelle aussi : *fleur de la Passion, grenadille, liane officinale.*

PRÉCAUTIONS D'EMPLOI

Par principe, ne pas utiliser la passiflore avec les médicaments de type barbituriques, anxiolytiques ou sédatifs. La plante est contre-indiquée chez la femme enceinte ou allaitant et chez l'enfant de moins de 6 ans. Chez les personnes sensibles, elle peut provoquer une baisse de la vigilance, qui doit rendre prudent en cas de conduite de véhicule.

Parties utilisées

Les parties aériennes.

Intérêt et conseils d'utilisation durant le sevrage

La passiflore est particulièrement intéressante en cas de troubles du sommeil, mais aussi en cas d'anxiété ou d'agitation nerveuse, qui surviennent souvent dès les premières semaines de sevrage. Durée minimale du traitement : 1 mois.

PAR VOIE INTERNE

INFUSION :

> laisser infuser 15 g de fleurs et feuilles séchées dans 1 tasse d'eau bouillante pendant 10 min et filtrer (ou utiliser des sachets-doses prêts à l'emploi).

Boire 1 tasse entre les repas, matin, après-midi et soir avant le coucher.

ou

POUDRE TOTALE :

> en gélules de 500 mg

Prendre 1 gélule avec un verre d'eau, matin et soir, au moment des repas.

ou

EXTRAIT SEC (SOUVENT SOUS FORME DE NÉBULISAT) :

> en gélules de 100 mg

Prendre 1 gélule avec un verre d'eau, matin et soir, au moment des repas.

ou

EXTRAIT AQUEUX :

> en ampoules

Prendre 1 ampoule dans un verre d'eau, matin, midi et soir, avant les repas.

ou

TEINTURE MÈRE TM :

> 50 gouttes

À prendre dans un verre d'eau, matin et soir, avant les repas.

ou

SUSPENSION INTÉGRALE DE PLANTES FRAÎCHES (SIPF®) :

> 1 cuillerée à café

À prendre dans un verre d'eau, matin et soir, au moment des repas.

ou

SPÉCIALITÉS PHARMACEUTIQUES :

> Il existe aussi de nombreuses spécialités pharmaceutiques. Privilégier les associations avec la valériane et l'aubépine.

LE SAVEZ-VOUS ?

Passiflora incarnata *signifie « fleur qui incarne la Passion », car les jésuites qui l'ont découverte pensaient qu'elle symbolisait la couronne d'épines et la passion du Christ. En effet, la pseudo-corolle de filaments pourpres de la fleur peut suggérer une couronne d'épines ; les 3 stigmates, des clous ; les 5 étamines, les blessures. Mais encore, les feuilles pointues peuvent rappeler des lances et les vrilles, les lanières d'un fouet...*

ROMARIN *Rosmarinus officinalis*, Lamiacées

On l'appelle aussi : *rose marine, herbe aux couronnes, encensier, rosée de la mer, bouquet de la Vierge, romarin des troubadours.*

PRÉCAUTIONS D'EMPLOI

L'huile essentielle de romarin est contre-indiquée chez les jeunes enfants, durant la grossesse et l'allaitement, en cas de cancer, d'insuffisance rénale, d'antécédents d'épilepsie ou de convulsions.

Parties utilisées

Les sommités fleuries, les feuilles.

Intérêt et conseils d'utilisation durant le sevrage

Le romarin s'utilise au cours du sevrage tabagique pour drainer le foie et stimuler l'élimination des polluants du tabac, mais aussi en cas d'infections respiratoires et de la sphère ORL (nez, gorge, oreilles), et comme tonique efficace en cas de fatigue physique ou intellectuelle liée au manque de nicotine. L'acide rosmarinique confère au romarin des propriétés antioxydantes. Durée du traitement : 1 mois.

PAR VOIE INTERNE

INFUSION :

> laisser infuser 20 g de sommités fleuries séchées dans 1 litre d'eau bouillante pendant 15 min en couvrant la casserole, puis filtrer (ou utiliser les sachets-doses prêts à l'emploi)

Boire 3 tasses par jour avant les repas.

ou

POUDRE TOTALE :

> en gélules de 300 mg

Prendre 1 gélule avec un verre d'eau, matin, midi et soir, avant les repas.

ou

EXTRAIT SEC (NÉBULISAT) :

> en gélules de 100 mg

Prendre 1 gélule avec un verre d'eau, matin et soir, avant les repas.

ou

EXTRAIT AQUEUX :

> en ampoules

Prendre 1 ampoule dans un peu d'eau, matin, midi et soir, avant les repas.

ou

JUS :

> 1 cuillerée à soupe

À prendre dans un verre d'eau, matin, midi et soir, avant les repas.

AROMATHÉRAPIE PAR VOIE INTERNE

> Huile essentielle de romarin
Rosmarinus officinalis CT acétate de bornyle, 2 gouttes

À prendre le matin pendant 10 jours sur 1/2 morceau de sucre de canne.

Indications : *drainage hépatique, bronchites, infections bactériennes et mycosiques, nervosité.*

Précautions d'emploi :

L'huile essentielle de romarin est contre-indiquée durant la grossesse et l'allaitement, chez les jeunes enfants, ainsi qu'en cas de cancer, d'insuffisance rénale ou de terrain épileptique.

Attention : *un surdosage peut provoquer des lésions rénales, des convulsions ou des irritations digestives. Respectez strictement la dose préconisée.*

MAIS AUSSI...

Outre les plantes déjà citées, d'autres plantes aux propriétés proches ou similaires pourront être employées durant la période du sevrage tabagique. En voici quelques-unes classées par type de troubles. Vérifiez toujours avant usage les contre-indications possibles d'une plante et ses modalités d'utilisation.

PENDANT LE SYNDROME DE SEVRAGE

Troubles du sommeil et/ou de l'humeur :
lavande *(Lavandula officinalis)*, camomille romaine *(Chamaemelum nobile)*, oranger amer *(Citrus aurantium)*, tilleul *(Tilia cordata)*, griffonia *(Griffonia simplicifolia)*.

Troubles de la concentration et de la mémoire :
cassis *(Ribes nigrum)*, myrtille *(Vaccinium myrtillus)*, petite pervenche *(Vinca minor)*.

Troubles de l'appétit et du poids :
ortie *(Urtica dioica)*, garcinia *(Garcinia cambodgia)*, ananas *(Ananas comosus)*, gentiane *(Gentiana lutea)*, cardamome *(Eletteria cardamomum)*.

PAR LA SUITE

Fatigue physique et/ou psychique :
maté *(Ilex paraguariensis)*, gingembre *(Zingiber officinale)*, kola *(Cola nitida)*.

Drainage des bronches et des poumons :
thym *(Thymus vulgaris)*, origan *(Origanum vulgare)*, hysope *(Hyssopus officinalis)*, mauve *(Malva sylvestris)*, lierre commun *(Hedera helix)*, marrube blanc *(Marrubium vulgare)*.

Drainage du foie :
chrysanthellum *(Chrysanthellum indicum)*, kudzu *(Pueraria lobata)*, boldo *(Pneumus boldus)*, curcuma *(Curcuma xanthorrhiza)*, gingembre *(Zingiber officinale)*, radis noir *(Raphanus sativus* var. *niger)*.

Drainage des reins :
piloselle *(Hieracium pilosella)*, reine-des-prés *(Filipendula ulmaria)*, frêne *(Fraxinus excelsior)*, pissenlit *(Taraxacum officinale)*.

Troubles digestifs :
fumeterre *(Fumaria officinalis)*, aubier du tilleul *(Tilia cordata)*, ispaghul *(Plantago ovata)*, karaya *(Sterculia urens)*.

Stress oxydatif :
argousier *(Hippophae rhamnoides)*, acerola *(Malpighia punicifolia)*, aloès *(Aloe vera)*, chrysanthellum *(Chrysantellum indicum)*, kudzu *(Pueraria lobata)*, soja *(Glycine soja)*.

OÙ ACHETER LES PLANTES ?

La question est simple, mais la réponse est plus complexe. Car si les plantes se trouvent facilement (pharmacies, herboristeries, grandes surfaces, vente par correspondance, etc.), comment être sûr de la qualité du produit vendu ? La législation est en pleine évolution.

Les pharmacies

Les pharmaciens ont le monopole de la vente des plantes médicinales, sauf pour 34 plantes (dites plantes libérées) qui sont en vente libre, en vertu d'un décret de 1979, à condition de n'être pas assorties d'indications thérapeutiques. Les exigences en matière de sécurité et de qualité sont très sévères. De nombreux contrôles sont notamment effectués sur la culture, la récolte et la conservation des plantes à usage thérapeutique. Le pharmacien peut proposer des plantes en vrac ou en infusettes. Le plus souvent, ce sont des phytomédicaments.

Dans tous les cas, ces matières premières doivent être conformes à la Pharmacopée. Le pharmacien choisit son fournisseur, contrôle et identifie ce qu'il reçoit.

Les herboristeries

La profession d'herboriste est en extinction, car seules les personnes diplômées avant septembre 1941 peuvent exercer ce métier ; toutefois, les personnes ayant des compétences dans le domaine des plantes médicinales et aromatiques peuvent gérer une herboristerie, sous la caution d'un herboriste diplômé.

Dans l'exercice de leur profession, les herboristes ont les mêmes obligations que les pharmaciens. Ils se chargent souvent de la préparation, du mélange et de la transformation des plantes, mais aussi parfois de leur culture. Les herboristes connaissent bien les plantes et sont sensibles à la qualité des produits qu'ils proposent à la vente.

Choisissez un herboriste qui dispose d'une bonne clientèle pour être sûr d'acheter des plantes qui n'ont pas séjourné trop longtemps dans les stocks de l'officine. Pour garder leur efficacité, les plantes séchées nécessitent en effet des soins attentifs.

Les marchés

Les marchés ont pour l'instant un statut un peu particulier (mais la réglementation évolue vite !), qui s'explique par la survivance d'une tradition. On peut y trouver les 34 plantes libérées, mais également des plantes non libérées. La vente de plantes, de façon générale, y est possible à condition de ne pas leur conférer d'indications thérapeutiques. Pour certaines, il est cependant possible de mettre en avant des allégations de santé autorisées.

Il est conseillé de s'approvisionner en direct auprès du producteur, en cherchant à connaître les conditions de culture ou de cueillette des plantes qu'il propose.

Les magasins de diététique, grandes surfaces et parapharmacies

On y trouve les 34 plantes en vente libre, conditionnées pour faire des tisanes, ainsi que certains mélanges autorisés. Mais l'essentiel des ventes est constitué par les compléments alimentaires.

Internet et la vente par correspondance

Le marché des produits de phytothérapie sur Internet est totalement libre. On y trouve tout, notamment des plantes exotiques, ainsi que des plantes interdites en France. Sachant qu'il n'y a aucune garantie quant à la qualité des plantes et des modes de préparation, il est difficile d'exercer un contrôle.

Là encore, mieux vaut connaître le circuit de distribution et prendre des assurances sur l'origine des plantes, leur qualité, leur identification, pour éviter les falsifications. L'étiquetage doit en particulier spécifier le nom latin de la plante (genre et espèce), et indiquer quelle partie de la plante le produit renferme (feuilles, sommités fleuries, etc.). Pour la vente par correspondance, la même prudence s'impose. Il convient d'établir une relation de confiance avec son interlocuteur pour pouvoir être sûr des plantes proposées.

Comment identifier avec certitude les plantes achetées ?

Dans le langage courant, une plante est nommée de façon variable d'un pays, d'une région ou d'une culture à l'autre. Seul le nom scientifique latin de la plante évitera les risques de confusion puisqu'il est identique quelles que soient la langue et la culture du pays d'origine. La plante doit donc être clairement identifiée par son nom scientifique latin, lequel comporte deux termes caractérisant le **genre** de la plante et son **espèce** (par exemple *Valeriana officinalis* pour la valériane).

Si vous cueillez vos plantes vous-même

- **Ne cueillez que des plantes que vous connaissez avec certitude**. Évitez de cueillir les parties souterraines. Cette pratique répétée peut amener à la disparition d'une espèce dans un site.

- **Cueillez au bon moment**, c'est-à-dire lorsque la teneur en principes actifs est optimale. En règle générale, les racines sont déterrées au printemps ou à la fin de l'automne, les parties aériennes ou les feuilles sont récoltées avant et pendant la floraison, les sommités fleuries ou les fleurs en début de floraison, lorsqu'elles sont juste ouvertes.

- **Ne cueillez que des plantes saines**, sans souillures ni parasites, sans flétrissures, **bien identifiées**, et dont vous êtes sûr qu'elles sont comestibles. Les plantes des bords des routes ou des chemins ne doivent pas être récoltées en raison du risque de souillure humaine ou animale. De même, celles des bordures des champs ont souvent reçu des pulvérisations d'engrais chimiques ou de pesticides, et ne doivent donc pas être cueillies.

- **Récolte** : récoltez juste la quantité à utiliser et évitez surtout les récipients ou les sacs en plastique qui feraient pourrir vos plantes. Vous pourrez les conserver 2 à 3 jours dans le bac à légumes de votre réfrigérateur.

- **Séchage** : c'est un moment très important en phytothérapie, car un bon séchage permet de préserver les composés chimiques des plantes. Étalez votre récolte en une seule couche, à l'ombre et dans un lieu bien aéré, en la retournant régulièrement au cours des premiers jours. Lorsqu'il n'y a plus aucune trace d'humidité, coupez les parties utiles – en morceaux plus ou moins petits selon l'usage auquel vous les destinez – et stockez-les à l'abri de l'air, dans un endroit sombre et bien sec ; choisissez pour ce faire des bocaux de verre fermés par un bouchon de liège ou des boîtes de fer-blanc, qui assureront une parfaite conservation pendant environ 1 année.

En cas de doute, n'hésitez pas à demander conseil au pharmacien pour identifier les plantes avec certitude, de préférence avec la plante entière, fraîche (et non des parties coupées, séchées, voire mélangées).

Comment conserver les plantes achetées dans le commerce ?

On peut raisonnablement conserver les plantes 2 ans, stockées dans un endroit sec, aéré, à l'abri de la lumière et sans dépasser 20 °C. Pour les plantes à huile essentielle, une durée de 1 an semble préférable. L'emballage plastique est à éviter : on utilisera plutôt des sacs en papier, notamment de papier kraft, des bocaux de verre fermés par des bouchons de liège...

SOUS QUELLES FORMES UTILISER LES PLANTES ?

Les plantes sont aujourd'hui encore utilisées en infusions. Mais elles se présentent aussi sous d'autres formes (appelées galéniques, en référence au nom de Galien, médecin grec de l'Antiquité), plus fiables et qui offrent à l'organisme l'ensemble des constituants actifs de la plante ; ces préparations permettent de bénéficier d'une action constante, avec une efficacité que l'on peut reproduire dans le temps.

Les plantes médicinales à usage thérapeutique obéissent à une réglementation nationale et européenne. Elles répondent ainsi à des critères de qualité pharmaceutique et à une sécurité d'emploi maximale qui réduisent les effets secondaires et les risques de toxicité. En fonction des indications de chaque plante, on peut en déterminer les effets indésirables, les contre-indications, les interactions médicamenteuses et la posologie. Le pharmacien prépare les formules prescrites par le médecin. Il s'agit alors de préparations magistrales (PM) qui peuvent être incorporées dans des crèmes, pommades, sirops, potions, lotions, suppositoires, ovules ou gélules. On trouve aussi des spécialités pharmaceutiques (comprimés, ampoules buvables, collyres, capsules…) qui sont délivrées ou non sur ordonnance.

Les plantes en vrac, seules ou en mélange

Pour les tisanes, on se sert des plantes en vrac, seules ou en mélanges qui ne doivent pas dépasser 6 plantes. Le mode de préparation figure sur l'emballage. Pour être sûr de son achat, il faut vérifier que le nom latin de la plante et la partie de la plante employée sont précisés.

Les poudres

Elles sont obtenues par pulvérisation des drogues végétales.
La poudre totale micronisée en gélules est souvent obtenue par cryobroyage, un procédé moderne qui consiste à pulvériser la partie active de la plante sèche en la broyant à froid sous azote liquide à – 196 °C. On recueille ainsi une poudre parfaitement fine et homogène, appelée poudre totale.

Les extraits

Un solvant (eau ou alcool) extrait du végétal préalablement pulvérisé un certain nombre de composants. Les constituants de la plante ne sont pas tous présents ; cela dépend du mode d'extraction et du solvant utilisé. Les **extraits liquides ou fluides** sont partiellement évaporés ; ce sont les plus utilisés. 1 g d'extrait fluide correspond à 5 g de teinture au 1/5 et à 10 g de teinture mère homéopathique au 1/10.
Les **extraits secs** (nébulisats) sont réduits à l'état de poudre, souvent conditionnée en gélules.

Les suspensions intégrales de plantes fraîches en flacons-doses (SIPF®)

Elles sont obtenues à partir de la plante cryobroyée et mise en suspension dans un alcool faible. Cette technique est censée conserver l'intégralité des constituants de la plante. C'est un procédé de fabrication déposé.

Les teintures

Elles sont obtenues par macération, percolation ou tout autre procédé approprié, dans de l'alcool à un degré variable pour chaque plante. Elles sont le plus souvent au 1/5 ; certaines d'entre elles, pour les plantes les plus toxiques, sont au 1/10. Les **teintures alcooliques** sont obtenues par action de l'alcool éthylique (de 60 à 90°) sur des plantes sèches, les **alcoolatures** par action du même alcool mais sur des plantes fraîches. Les **teintures mères homéopathiques** (TM) sont aussi des extraits alcooliques de plantes fraîches et sauvages (récoltées dans leur habitat naturel) mis au point par les homéopathes. Elles servent surtout à élaborer des dilutions homéopathiques, mais sont souvent utilisées telles quelles en phytothérapie (elles sont dites à 1DH ou 1D, ce qui correspond à la première dilution décimale hahnemannienne). Un certain nombre de teintures mères bénéficient d'un remboursement par la Sécurité sociale.

Les huiles essentielles

Employées en aromathérapie, les huiles essentielles (HE) résultent majoritairement de la distillation à la vapeur d'eau des plantes aromatiques. Certaines HE sont obtenues par expression à froid des épicarpes (pressage à froid de la peau de *Citrus*, par exemple). Dans ce cas, il s'agit en fait d'essences.

Les HE extraites de parties différentes d'une même plante (fleur, feuille, graine, épicarpe…) auront souvent des propriétés différentes. Le chémotype (CT) donne déjà une bonne indication quant aux propriétés d'une HE, en la caractérisant par un principe actif particulier. Par exemple, HE de *Thymus vulgaris* CT à linalol veut dire huile essentielle d'une variété de thym dont le principe actif linalol le caractérise par des propriétés originales le distinguant des autres espèces de *Thymus vulgaris*.

Huiles essentielles, attention !

Rappelons-nous toujours que les huiles essentielles sont les principes actifs de plantes les plus concentrés et les plus réactifs ! Les huiles essentielles sont toutes potentiellement toxiques, photosensibilisantes, allergisantes, irritantes pour le système digestif en usage interne, et potentiellement agressives en usage externe sur la peau et les muqueuses.

- **Ne modifiez jamais à la hausse une posologie préconisée.**
- **En l'absence d'avis spécialisé, ne les utilisez pas chez les enfants et les femmes enceintes ou qui allaitent.**
- Évitez l'usage pur par voie orale ou externe (onctions…) sans avis médical ou spécialisé.
- Conservez-les à l'abri de la lumière et de l'air, car elles vieillissent et s'oxydent très facilement.
- **Maintenez-les toujours hors de portée des enfants.**

GLOSSAIRE

Action synergique : qui conjugue et potentialise les propriétés citées de chaque plante.

Alcaloïdes : composés organiques d'origine végétale qui contiennent au moins un atome d'azote et qui ont la particularité biologique d'être très actifs. Les alcaloïdes ont la propriété de former des sels et d'être amers.

Antioxydant : qui s'oppose à la dégradation par oxydation des composés organiques (un des processus du vieillissement de l'organisme). La vitamine E, par exemple, est un antioxydant naturel.

Astringent : une plante est dite astringente lorsqu'elle diminue les sécrétions des muqueuses intestinale ou bronchique, mais aussi quand elle resserre les tissus, en particulier la peau, et les vaisseaux sanguins.

Caroténoïdes : pigments antioxydants jaune orangé ou rouges très fréquents chez les végétaux.

Cholagogue : qui contracte la vésicule biliaire et permet l'expulsion de la bile.

Cognition : ensemble des activités intellectuelles et des processus qui se rapportent à la connaissance.

Compléments alimentaires : source concentrée de nutriments ou d'autres substances, ayant un effet nutritionnel ou physiologique, que l'on trouve sous forme prédosée en gélules, flacons, etc.

Dépendance pharmacologique : état psychique et physique résultant de l'interaction entre une molécule de synthèse et un organisme, qui se caractérise par le besoin impérieux pour l'usager de prendre le produit ou la substance de façon continue ou périodique, pour éviter le malaise de privation.

Dépuratif : qui aide l'organisme à éliminer les déchets par les reins, les intestins et la peau. Terme général qui qualifie une substance ou une plante qui purifie le corps : effet diurétique et laxatif.

Détoxiquer : permettre à l'organisme de se libérer des toxines qui s'ajoutent aux déchets organiques résultant de son fonctionnement « normal ».

Drainage : certaines plantes ont la propriété de drainer les déchets du métabolisme de l'organisme (urée, acide urique, etc.) en les dirigeant vers le foie, les reins, la peau et les intestins où ils sont détruits et éliminés.

Émollient : qui ramollit ou hydrate les tissus et favorise l'expectoration.

Émonctoire : ce terme désigne les organes excréteurs : le foie, la vésicule biliaire, la peau, les reins, les poumons. Les émonctoires ont pour mission d'éliminer les déchets et les toxines de l'organisme.

Extraits : ils résultent de l'action dissolvante d'un solvant (eau ou alcool) sur un végétal pulvérisé ; les extraits liquides sont partiellement évaporés et constituent les extraits fluides ; les extraits secs sont réduits à l'état pulvérulent.

Flavonoïdes : pigments végétaux de la famille des polyphénols. Ils ont des propriétés antioxydantes.

Gemmothérapie : partie de la phytothérapie utilisant le tissu végétal natif (les bourgeons et les jeunes pousses d'arbres, d'arbustes et de radicelles, chatons...).

Glandes surrénales : glandes endocrines situées au pôle supérieur de chacun des deux reins. Il existe dans l'organisme deux glandes surrénales.

Hépatique : qui a rapport au foie.

Huile essentielle (HE) : huile volatile très aromatique contenue dans certaines plantes et possédant des vertus médicinales grâce aux principes actifs qu'elle renferme.

Immunomodulant : qui régule notre système de défense immunitaire.

Immunostimulant : substance qui active ou accroît les capacités de défense immunitaire de notre organisme.

Jus : liquide issu de légumes, de fruits ou de plantes, à l'état frais et pressés à froid immédiatement après cueillette.

Macérats glycérinés : ils constituent la forme privilégiée de la gemmothérapie. Ils sont obtenus par macération dans de la glycérine de tissus jeunes ou de bourgeons, éléments considérés comme riches en substances de croissance et dont la présence justifierait l'intérêt de la gemmothérapie.

Nébulisat : il s'agit d'un extrait sec obtenu au moyen d'un procédé appelé nébulisation. Le résultat obtenu est une poudre.

Neuromédiateurs : substance chimique fabriquée par l'organisme et permettant aux cellules nerveuses (neurones) de transmettre l'influx nerveux (message), entre elles ou entre un neurone et une autre variété de cellules de l'organisme (muscles, glandes).

Patchs : ce sont des timbres adhésifs destinés à être appliqués sur la peau. Ils permettent la libération prolongée des principes actifs.

Phytomédicament : médicament à base d'une ou de plusieurs matières premières végétales.

Poudres : elles résultent de la pulvérisation très fine (de l'ordre du micron, on parle alors de micronisation) d'une drogue végétale obtenue par un procédé de broyage également très fin (microbroyage).

Probiotiques : micro-organismes utiles qui colonisent la flore de la peau et des muqueuses. Leur présence permet notamment de contrer la prolifération des micro-organismes nuisibles qui peuvent, par exemple, provoquer des diarrhées infectieuses ou des vaginites. Les probiotiques contribuent également à la digestion des aliments. Les bactéries lactiques comptent parmi les principaux probiotiques.

Stress oxydatif : dommage causé par une augmentation des radicaux libres de l'oxygène, qui peut avoir des effets au niveau moléculaire, cellulaire ou sur l'organisme entier. Le phénomène du stress oxydatif joue un rôle dans le vieillissement et est associé aux maladies dégénératives.

Suspensions intégrales de plantes fraîches (SIPF®) : elles sont obtenues à partir de la plante cryobroyée (broyée à basse température) et mise en suspension dans un alcool faiblement titré.

Teintures : elles sont le résultat de l'extraction par l'alcool des constituants des substances végétales.

Teintures mères (TM) : ces teintures spéciales, appelées « souches », servent à préparer les dilutions homéopathiques, mais elles sont parfois utilisées telles quelles en phytothérapie. La prescription par un médecin est préférable, car certaines d'entre elles sont toxiques.

Vin médicinal : préparation obtenue par macération de plantes médicinales dans du vin.

TABLEAUX RÉCAPITULATIFS DES PRINCIPALES INDICATIONS DES PLANTES

Si vous souffrez de plusieurs troubles durant la période de votre sevrage tabagique, privilégiez les plantes qui possèdent plusieurs indications (par principe, ne dépassez pas 6 plantes). Si le nombre de plantes à utiliser est supérieur à 4, choisissez de préférence des plantes actives sur le syndrome de sevrage durant les 4 premiers mois.

INDICATIONS DES PLANTES RESSOURCES DANS L'ARRÊT DU TABAC

		Valériane	Plantain	Millepertuis	Eschscholtzia	Ginkgo	Fucus	Thé vert	Ginseng	Éleuthérocoque	Guimauve	Polygala	Chardon-Marie	Chicorée	Églantier	Échinacée
Le syndrome de sevrage	Désir de fumer	●	○						●	●						
	Troubles de l'humeur	●		●	○											
	Troubles du sommeil	○		○	●											
	Tr. concentration, mémoire					●			●	●						
	Tr. appétit, prise de poids						●	●								
	Adaptation au stress								●	●						
	Fatigue physique, psychique							●	●	●						
	Drainage broncho-pulmonaire		●								●	●				
	Drainage du foie								○				●	●		
	Drainage des reins							●						●		
	Troubles du transit		○				○				○	○		○		
	Prévention des infections								○	○	○				●	●
	Stress oxydatif					●		●					●		○	

Indications principales ●

Indications secondaires ○

INDICATIONS DES PLANTES D'APPOINT DANS L'ARRÊT DU TABAC

		Houblon	Mélisse	Passiflore	Aubépine	Bouillon-blanc	Artichaut	Orthosiphon	Bouleau	Guar	Romarin	Guarana
Le syndrome de sevrage	Désir de fumer											
	Troubles de l'humeur	●	●	●	●							
	Troubles du sommeil	●	●	●	●							
	Tr. concentration, mémoire											
	Tr. appétit, prise de poids						○	○	○	●		●
	Adaptation au stress											
	Fatigue physique, psychique										○	●
	Drainage broncho-pulmonaire					●						
	Drainage du foie						●	○			●	
	Drainage des reins						●	●	●			
	Troubles du transit		○							●		
	Prévention des infections										○	
	Stress oxydatif										●	

Indications principales ●

Indications secondaires ○

INDEX

Maquette de couverture : Laurent Quellet
Maquette intérieure et réalisation : Solenne Siben
Illustrations : Dominique Klecka
Relecture scientifique : docteur Paul Goetz
Suivi éditorial : Élisabeth Pegeon
Suivi de fabrication : Marie Guibert
Photogravure : Penez

Achevé d'imprimer en août 2005 par Mateu Cromo (Espagne)